Ashraf Badawi

Periorbital Rejuvenation

A Practical Manual

眶周年轻化实用手册

主　编　〔埃及〕阿什拉夫·巴达维

主　译　李学拥　李　靖　刘　纲

天津出版传媒集团

天津科技翻译出版有限公司

著作权合同登记号:图字:02-2021-053

图书在版编目(CIP)数据

眶周年轻化实用手册 / (埃及)阿什拉夫·巴达维(Ashraf Badawi)主编;李学拥, 李靖, 刘纲主译. 天津 : 天津科技翻译出版有限公司, 2025. 6. -- ISBN 978-7-5433-4668-0

Ⅰ. R779.6-62

中国国家版本馆 CIP 数据核字第 2025K8U493 号

授权单位:Springer Nature Switzerland AG
出　　版:天津科技翻译出版有限公司
出 版 人:方　艳
地　　址:天津市和平区西康路 35 号
邮政编码:300051
电　　话:(022)87894896
传　　真:(022)87893237
网　　址:www.tsttpc.com
印　　刷:天津海顺印业包装有限公司
发　　行:全国新华书店
版本记录:710mm×1000mm　16 开本　10.5 印张　200 千字
2025 年 6 月第 1 版　2025 年 6 月第 1 次印刷
定价:78.00 元

(如发现印装问题,可与出版社调换)

译者名单

主　译　李学拥　李　靖　刘　纲

译　者　（按照姓氏汉语拼音排序）

边永钎　空军军医大学第二附属医院烧伤整形科
陈孝强　南部战区总医院烧伤整形科
崔益伟　空军军医大学第二附属医院烧伤整形科
董禹辰　空军军医大学第二附属医院烧伤整形科
雷战军　空军军医大学第二附属医院烧伤整形科
李　靖　空军军医大学第二附属医院烧伤整形科
李学拥　西安交通大学第二附属医院烧伤整形与创面修复科
林　斌　空军军医大学第二附属医院烧伤整形科
林志骁　联勤保障部队第九二三医院烧伤整形科
刘　纲　西安目秀医疗美容诊所
刘少辕　空军军医大学第二附属医院烧伤整形科
吕卓敏　空军军医大学第二附属医院烧伤整形科
秦丹莹　苏州市立医院整形美容外科
任　盼　空军军医大学第二附属医院烧伤整形科
谭家祺　西安雁塔康美医疗门诊部
王嘉彤　兰州大学第二医院烧伤整形与创面修复外科

肖书傲　空军军医大学第一附属医院整形外科
杨　宁　空军军医大学第二附属医院烧伤整形科
张　昊　联勤保障部队第九二七医院烧伤整形皮肤科
张玉恒　西部战区空军医院骨科
赵华强　空军军医大学第二附属医院烧伤整形科

编者名单

Tarek. Shaarawy
University Hospital of Geneva(HUG), Geneva, Switzerland

Amr. Aref
Glaucoma Unit, Research Institute of Ophthalmology(RIO), Giza, Egypt

H. Dabbous
Department of Otorhinolaryngology, American University of Beirut, Beirut, Lebanon

R. Chalhoub
Division of Plastic and Reconstructive Surgery, Department of Surgery, American University of Beirut, Beirut, Lebanon

N. Kawa
Wellman Center for Photomedicine, Massachusetts General Hospital, Department of Dermatology, Harvard Medical School, Boston, MA, USA

N. Soueidan
American University of Beirut, Beirut, Lebanon

A. Sadek
Cairo Hospital for Dermatology & V enereology(Al-Haud Al-Marsoud), Cairo, Egypt

D. Elshebl
Kafr-Shokr Central Hospital, Kafr Shokr, Egypt

A. Nagaty
Beni-Suef Specialized Hospital, Beni-Suef, Egypt

A. V. Benedetto
Perelman School of Medicine, University of Pennsylvania, Philadelphia, PA, USA
Dermatologic SurgiCenter, Philadelphia, PA, USA

A. Badawi
National Institute of Laser Enhanced Sciences, Cairo University, Giza, Egypt
Dermatology and Allergeology Department, Faculty of Medicine, Szeged University, Szeged, Hungary
The European Society for Lasers and Energy based Devices "ESLD", Paris, France
The European Society for Cosmetic and Aesthetic Dermatology "ESCAD", Paris, France

S. M. Ibrahim
Department of Dermatology, Al-Azhar University, Cairo, Egypt

R. Chalhoub
Department of Surgery, Division of Plastics and Reconstructive Surgery,
American University of Beirut, Beirut, Lebanon

N. Kawa
Wellman Center for Photomedicine, Massachusetts General Hospital, Boston, MA,

USA
Department of Dermatology, Harvard Medical School, Boston, MA, USA

H. Dabbous
Department of Otorhinolaryngology, American University of Beirut, Beirut, Lebanon

N. Soueidan
American University of Beirut, Beirut, Lebanon

中文版前言

据联合国预测，未来40年，我国60岁以上老年人口规模将逐步扩大，2055年,60岁以上老年人口将达到5亿。由于解剖结构的特殊性,眶周是面部衰老的好发部位。随着生活水平的提高,面部衰老,尤其眶周衰老逐渐引起了人们的重视,在国内整形外科美容领域热度较高。

本书主编是埃及开罗大学国家激光研究所的Ashraf Badawi教授,其对眶周美学有精准的感知和独到见解,本书展现了中东地区美容整形医生对眶周衰老及年轻化的理解,同时给出了高水平解决方案。目前,国内关于美容专业的译著多来自欧美地区,本书的翻译、出版可以让国内从事眶周年轻化的医生对中东地区同行所从事的工作有进一步的认知,从而开阔视野,推动眶周年轻化研究和技术水平提升。

本书是关于眶周年轻化非常全面的专业书籍,基于大量的临床经验及文献检索,实用性强,非常适合年轻的眶周整形医生阅读。内容涉及眶周解剖、老化机制、软组织填充、肉毒素注射、化学剂剥脱、激光治疗、药妆应用。本书从解剖入手,阐述了眶周衰老的结构基础,提出了针对性治疗方案,并附有真实案例,可使初学者有真实感受,便于理解和掌握相关知识,对致力于加强眶周及眶周年轻化基础理论知识和操作技能的年轻医生有极大的裨益。本书不仅对外科方法解决眶周年轻化做了介绍,并有多个章节介绍了非手术解决方案,内容全面、翔实。

本书由空军军医大学第二附属医院的年轻医生翻译完成，他们富有朝气、聪明肯干。非常感谢林斌博士、李靖主任和刘纲医生的辛勤工作,使得本书顺利出版。希望通过本书，使年轻医生得到历练，为今后的诊疗打下基础。本书难免存在不足之处，诚请同行们提出宝贵意见和建议，使其不断完善。

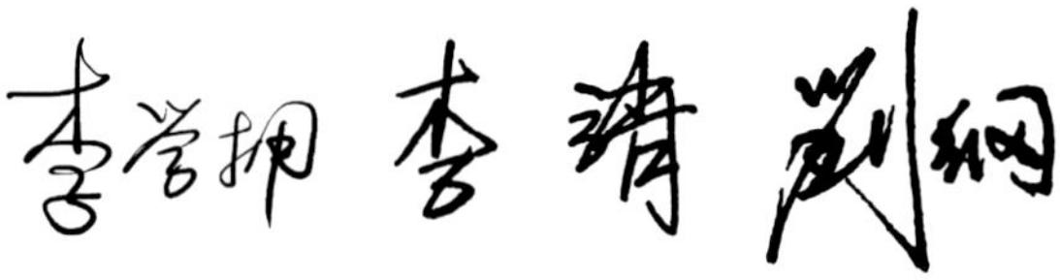

前 言

表情为美之核心，而眶周为表情之核心，人们对眶周状态恢复、增强和组织再生的需求正在日益增长。使用填充剂和肉毒毒素已经成为常态化美容策略。但眶周区域的其他问题却经常被忽略，如上睑松垂、上睑凹陷或眶脂肪膨出、眶下皮肤软组织松垂等问题。

本书满足了当前的临床需求，是一本从所有可能的方面探讨眶周年轻化的实用手册。

欧洲美容皮肤学会主席、欧洲激光和能量基础设备学会副主席 Ashraf 以其清晰、透彻的演讲、严谨客观的科学谈话、卓越的教学技巧和临床技术而闻名世界。因此，没有人能比他更适合呈现本书的内容。

本书从眶周区域解剖学入手，深入探讨了该区域的衰老过程，以及不同的年轻化策略。每个章节都向读者介绍了不同的治疗方法，以实践为基础，描述这些方法的具体操作，旨在帮助读者在实践中获得最佳临床效果。

这本《眶周年轻化实用手册》是从事眶周治疗的医美从业者的必备读物，同时，对于刚开始学习眶周区域年轻化的初学者来说，也极具价值。

Christopher Rowland Payne
英国，伦敦
伦敦诊所

目录

第 1 章

眼眶及眶周解剖学

Tarek Shaarawy，Amr Aref

眼眶骨学

空间结构

眼眶（图 1.1）是包含眼球、眼外肌、神经、脂肪和血管的骨腔。骨性眼眶围成梨形空间，向后逐渐变窄，锥形延伸至眶尖视神经管处。普通人的眼眶体积约为 $25cm^3$（$17.05\sim29.30cm^3$）[1]。在眶内，眼球约占 $7.2cm^3$，平均直径为 24mm。近视眼比标准眼的体积大，远视眼的体积则较小。眼眶前部入口略呈矩形。宽约 43mm（36~

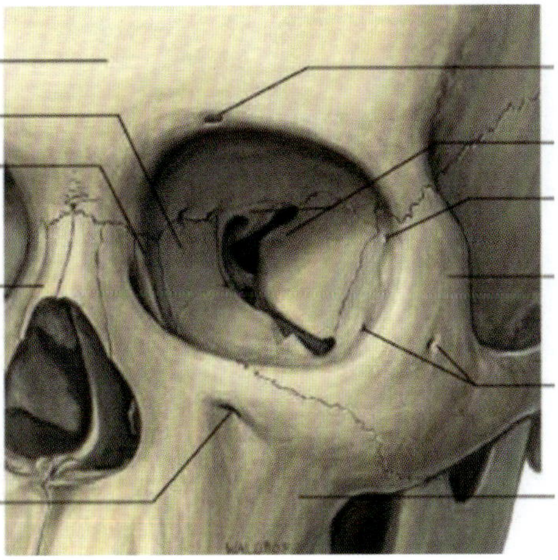

图 1.1　眶骨，正面观。

47mm),高约 34mm(26~42mm)[2]。眼眶最宽处位于眶缘后方约 15mm 处。除外眶上裂及眶下裂,人眼眶后壁由蝶骨所封闭,且左右眼眶内侧壁呈 90°夹角。眼眶的四壁向后上方汇合至眶尖(图 1.2),视神经管和眶上裂由此与颅中窝相沟通。眼眶底部向后延伸至眼眶深度的 2/3 处,其他三面向后延伸至眶尖。视神经眶部呈略弯曲状,并跟随眼球一起运动。这一弯曲状态将保护视神经在某些情况下随眼球向前移动时不会受到损伤。

眶缘

眼眶边缘略呈弧形并且有所增厚,可以在面部遭到撞击时保护眼球。眶上缘的下方为膨隆的额窦,因此,眶上缘为眶缘最突出的部位。成年男性眶上缘突起更为显著。眶上缘中内 1/3 处为眶上切迹或眶上孔,眶上神经血管束由此穿行。在人群中,一侧或两侧均为眶上切迹的约占 75%,至少一侧闭合形成眶上孔的约占 50%[3]。该切迹距离面部中线 25~30mm[4],在眉部及前额手术时,是避免损伤眶上神经的重要标志位点。眶上切迹与内眦韧带之间的眶缘较为平滑,滑车上神经、滑车下神经及鼻背动脉在此处穿行。在眼眶的上内侧角处,为上斜肌肌腱的软骨滑车。经由额筛入路的眶内侧壁手术可能会损伤这些神经结构,并导致眉间及前额麻木。在必须经由该入路进入眶壁时,可通过剥离并抬高骨膜对滑车神经进行保护。眶缘内侧向下延伸至泪后嵴,止于鼻泪管的下入口处。泪前嵴起始于内眦韧带正上方,向下延续至眶下缘。因此,眶内侧缘在泪囊窝处是不连续的。泪囊窝位于前后泪嵴之间,在

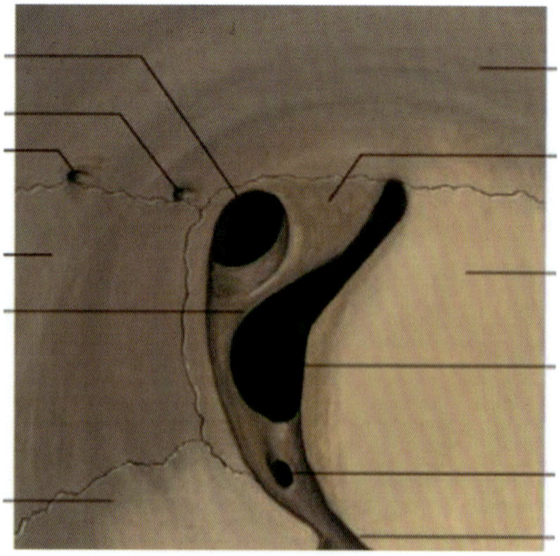

图 1.2　眶骨,眶尖。

上颌骨和泪骨的交界处。泪囊窝的垂直长度约为 16mm，宽度为 4~9mm，深度约为 2mm[5]。在上颌骨额突处有一纵行动脉沟，位于泪前嵴前方且与之平行，此处有眶下动脉分支通过。在行泪囊鼻腔吻合术时，此动脉沟可能被误认为泪前嵴内侧缘。该动脉分支破裂后出血较多，但容易控制。眶下壁由上颌骨内侧面及颧骨外侧面构成，眶下孔位于眶下缘正中部位以下 4~10mm 处，有眶下动脉和眶下神经通过。因此，在进行眶底手术剥离眶下缘中间部位骨膜时，不应超过 4mm，避免损伤这些神经血管结构。眶外侧缘为眶缘最厚的部位，由颧骨额突及额骨颧突组成，在眼眶颞上角处相交形成额颧缝。由于前颅窝位于额颧缝水平上方 5~15mm，因此，该处为进行眼眶手术时去除眶外侧缘的重要解剖标志点。该处同时也是一骨性薄弱点，经常在面部创伤时发生断裂。额颧缝的下方约 10mm，眶缘以内 4~5mm 处有一小的隆起即为眶外侧缘 Whitnall 结节。为外眦韧带、Lockwood 悬韧带、上睑提肌腱膜外侧角、外直肌外侧 Check 韧带和滑车系统，以及眶隔深部的附着点。因此，在进行眶外侧手术或者眶缘骨折修复时，将这些结构严格复位，对美学及功能的重建都至关重要。整个眶缘由相邻骨支撑，常常涉及复杂的面部骨折。外科医生必须要关注到眼眶与鼻腔、鼻窦、颅骨和颞下颌关节之间的正常解剖及功能关系。

解剖关系

眶隔起自眼眶前缘。鼻旁窦与眶底、眶内侧壁及眶顶前部相毗邻。眼眶的四个壁由 7 块骨共同构成，分别为筛骨、额骨、泪骨、上颌骨、腭骨、蝶骨及颧骨。

眶顶

眶顶部(图 1.3)呈三角形，由额骨眶板和蝶骨小翼构成，其中额骨眶板占大部分。自眶上孔至视神经管约 46mm(35~59mm)。上方外侧角处为容纳泪腺的泪腺窝。眶缘后方 3~5mm 上外侧角处有一小的凹陷，此处容纳上斜肌肌腱的纤维软骨滑车，在手术需要的情况下，可以轻易将其与周围眶骨膜分离。精准定位该结构是避免术后眼球运动障碍的关键。额窦位于额骨以内，眶顶前内侧部。视神经管位于眶尖，连通颅中窝与眼眶。与蝶骨小翼毗邻，外下方为视柱，视柱起自蝶骨体，与矢状面约成 36°夹角，呈略向前向上的方向[7]。

眶外侧壁

眶外侧壁(图 1.4)为眶缘最厚处，由颧骨和蝶骨大翼组成，眶下裂将其与眶底分隔。双侧眶外侧壁形成约 90°角，与正中矢状面成 45°夹角。眶外侧壁与内侧壁至

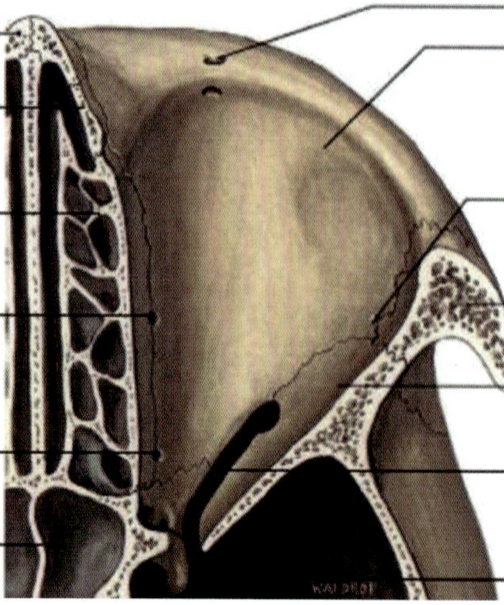

图 1.3 眶上壁,眶内观。

眶尖的距离大致相同,但是从侧面观察,外侧缘位于内侧缘后方约 10mm[8]。外侧壁从额颧缝至视神经管的距离约为 47mm(39~55mm)。颧蝶缝位于眶缘后方约 10mm,为眶外侧壁最为薄弱的部位。蝶骨在颧蝶缝后方约 10mm 处开始增厚,形成颅中窝前角。约 40%成人在距离眶缘 30mm 的蝶额缝内有一个或多个开口,为颅-眶孔(脑膜-眶下孔),脑膜中动脉与眼动脉吻合支在此处通过。该处血管在进行眶外侧手术时比较容易发生破裂,引起较多出血,按压数分钟方可止血。眶外侧壁与眶顶的交界处为眶上裂(SOF)。眶缘后方眶外侧壁上有几个小的骨性通道,泪腺动脉的分支

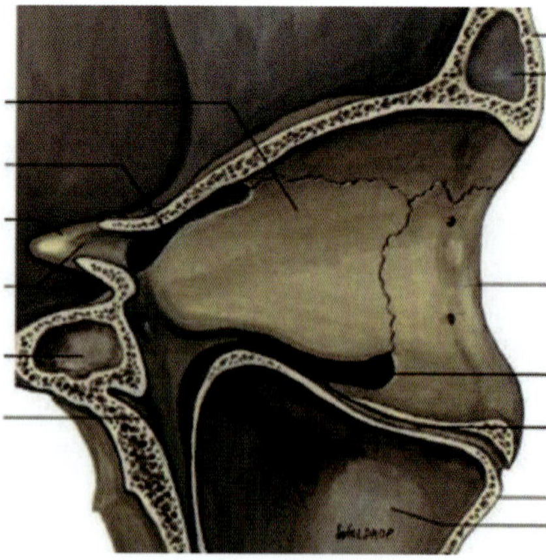

图 1.4 眶外侧壁,眶内观。

以及颧神经由此通过，并出眼眶走行为颧颞和颧面神经血管束。

眶内侧壁

双侧眶内侧壁（图 1.5）大致平行，且与正中矢状面相平行。左右眶内侧壁之间距离约为 24mm，眶内侧壁由筛骨、泪骨、上颌骨和蝶骨组成，从泪前嵴至视神经管的水平长度约为 42mm（32~53mm）[6]。上颌骨额突位于前方的下内侧缘，它包含泪前嵴，并构成泪囊窝前部。泪骨为一小、薄且易碎的骨片，位于上颌骨额突的后方，构成泪囊窝后部。沿其中点垂直延伸为泪后嵴。一般情况下，上颌骨与泪骨之间的骨缝位于泪囊窝的中垂线上。泪后嵴后方为筛骨眶板，构成筛骨迷路外侧壁的大部分，占眶壁面积 4~6cm^2，筛板骨质菲薄，厚度仅为 0.2~0.4mm。然而，筛骨气室周围的蜂窝状骨板（3~8 个）可使其结构变得坚固。筛窦感染可通过筛骨眶板向眶内蔓延，导致眶部蜂窝织炎及眼球突出[9]。筛骨在上方额筛缝处与眶顶部相接。筛前孔与筛后孔通常位于额筛缝内。筛骨后方为蝶骨体，构成眶内侧壁的后部。蝶骨体位于两侧眶尖之间，其内包含蝶窦。视神经管位于眶尖的上内侧部，由蝶骨体、蝶骨小翼上部以及视柱下部组成。泪囊窝为眶缘前部下内侧的一处凹陷[10]，以前后泪嵴为界，宽为 4~9mm，高约 16mm，由前方的上颌骨额突及后方的泪骨构成。

眶底

眶底（图 1.6）骨质很薄，由上颌骨、颧骨和腭骨组成。其表面呈三角形，内侧起自上颌骨筛骨支柱，外侧水平于眶下裂，前方起自眶下缘，后至上颌窦后壁。眶底面

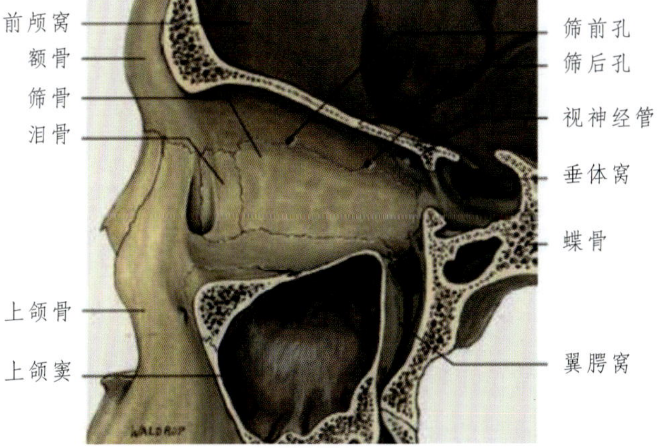

图 1.5　眶内侧壁，眶内观。

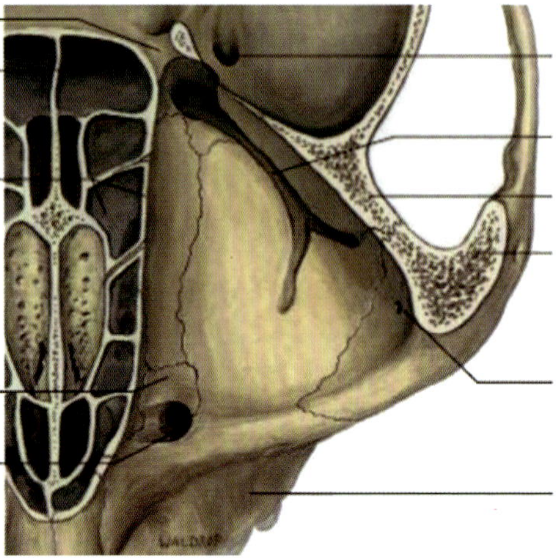

图 1.6 眶下壁，眶内观。

积为 3~5cm^2，眶下管沿眶底中线部位向前走行，有时则靠近外侧缘，这一结构可加强眶底的强度。眶底因其荷载最大，在所有眶壁中的形变率最高[11]，这也是钝挫伤导致眶底骨折发生率高的原因之一。整个眶底向下移位 3mm，会导致眶内容积增加 1.5cm^3(5%)，眼球内陷 1.0~1.5mm。上颌骨眶板是眶底的主要组成部分，同时也构成上颌窦的顶部。眶底前外侧部分，在眶下裂前缘的一小部分由颧骨构成。腭骨位于眶底最后端靠近眶尖的位置。眶底内侧以上颌骨-筛骨缝为界，前外侧以颧上颌缝为界。眶下缘内侧为眶底的最低点，在儿童以及成人中该最低点低于眶下缘 1.5~2.0mm，老年人可低达 3.0mm[12]。眶底从该最低点处斜向上至眶尖方向。眶底在眼眶的中后部止于眶下裂，以及上颌窦的后方延续，此处应该注意的是，眶底并非直接向后延续至眶尖，而是止于翼腭窝。因此，眶底也是眶壁中最短的，从眶缘至上颌窦后壁仅 35~40mm。眶下裂位于眶底后方，从后向前大致走行于眶底中间，三叉神经上颌支以及起源于翼腭窝的上颌动脉眶下分支由此处穿行。

骨性孔道

眶壁上有一些重要的骨性孔道。

筛孔

筛前孔和筛后孔通常位于额筛缝以内，眼动脉和鼻睫神经的分支由此穿出至眶外。这些通道与一些重要的骨性结构相关，如筛板和视神经孔，因此在临床上具有重要意义。同时,它们也是眶内侧壁手术时重要的解剖标志点,筛动脉损伤会引起眶内大量出血。其中一条动脉的破裂都会引起创伤后骨膜下血肿,需要经眶内侧壁进入结扎或烧灼止血。这些通道也是窦腔感染或肿瘤扩散至眶内的潜在途径[13]。

眶上裂

SOF位于眶外侧壁与眶顶的交界处,蝶骨大翼与蝶骨小翼之间,靠近眶尖的位置。起自眶尖的中下部位,远端指向颞上方。SOF最前端距眶外侧缘约37mm(34~41mm),大小和形状存在较大的个体差异[14],一般来说呈下宽上窄的形状,长度为20~25mm。眶上裂的内侧和视神经管的外侧被蝶骨小翼分隔。外直肌的外侧,眶上裂外侧缘靠近中间部位宽窄部交界处有一小的骨性突起,称为外直肌棘,为外直肌肌腱外侧部的附着点。它由蝶骨翼上的一处小静脉沟形成,眼上静脉由此穿行并固定于此[7]。除视神经和眼动脉由视神经管穿行外,其余颅中窝大部分神经血管结构经由眶上裂与眼眶相沟通。裂隙的中间部分在解剖结构上被总腱环分开,总腱环为直肌肌腱的起点, 总腱环的中心为动眼神经孔, 一些神经血管结构由此穿行入眶内。上述结构中,大部分负责协调、辅助眼球的生理功能以及运动,包括动眼神经上、下支,展神经以及鼻睫神经。其他由眶上裂通过,但位于总腱环以外的结构主要与眶外间隙相关,或负责眼眶其他部位。包括滑车神经、三叉神经(眼支)额支和泪支,眼上静脉位于总腱环之上,眼下静脉位于总腱环之下。在8%~40%的个体中,位于眶上裂和眶下裂之间的蝶骨大翼上会有一个线性垂直沟。眶内大部分静脉通过该裂隙经由眼上静脉汇入海绵窦。

眶下裂

眶下裂位于眶外侧壁与眶底之间,毗邻蝶骨、上颌骨和腭骨。三叉神经第二支(上颌支)由此穿出,包括颧神经,至翼丛的眼下静脉分支。眶下神经为上颌神经的分支,由圆孔处出颅,经过翼腭窝由眶下沟进入眼眶(翼腭窝向外延伸为颞下窝)。再经由位于眶底下方的眶下神经管穿行,由眶下缘约1cm处的上颌骨眶下孔穿出。支配下睑、颊部、上唇、上牙及牙龈的感觉。眶底爆裂性骨折常会伴随上述区域的麻木感,通常会随时间推移而有所改善。

颧面孔和颧颞孔

颧神经分支及血管经由颧面孔和颧颞孔分别穿行至面颊部及颞窝。

鼻泪管

鼻泪管为一骨性管道,从泪囊窝向下延伸,开口于下鼻甲下方的下鼻道,沿上颌骨下内侧壁走行,其中包含膜性鼻泪管。鼻泪管直径约 5mm,长度为 12~15mm,与上颌骨、泪骨和下鼻甲相毗邻。

视神经管

视神经管位于眶尖的顶面,连接颅中窝与眼眶。由蝶骨体内侧、蝶骨小翼上根、视柱下方围成。视柱起自于蝶骨体,呈向前,向上外侧方向延伸,与矢状面约成 36°夹角[7]。视神经管眶内端呈垂直卵圆,水平径为 5~6mm,垂直径为 6~8mm。视神经管的中间部横断面呈圆形,颅内端呈水平卵圆形[15]。约 4%成人视神经管的底面会形成眼动脉切迹,即"锁孔"畸形[16]。视神经管长为 8~12mm,向后内侧走行,与正中矢状面约成 35°角,于水平面上方约成 38°角。颅内段视神经管水平长度为 5~7mm,垂直长度为 4~6mm。视神经管眶口包裹于总腱环内,视神经和眼动脉经动眼神经孔进入眶内区域。视神经胶质瘤时可见视神经管随视神经的扩张而扩张,钝挫伤可能会导致视神经管断裂,眶尖部血肿或孔内挤压、切割导致视神经损伤。

软组织

眶骨膜

眶骨膜,也称为眶筋膜,覆盖眶壁骨质。该致密结缔组织膜是肌肉、肌腱和韧带的附着点,也是眼眶骨骼血液供应的支撑结构。 眶骨膜在眶缘,骨缝、裂隙及孔洞处与其下方骨质连接较为紧密,其他部位的连接则较为松散。眶骨膜在眶缘处与面部骨膜相延续;在眶上裂、视神经管和筛孔与硬脑膜骨膜层相延续;在视神经管的前段为两个部分,一部分与视神经鞘膜硬脑膜层相延续,另一部分向前参与形成总腱环结构;在眶下裂与颅骨骨膜相延续;在泪嵴处一部分覆盖泪囊,并与鼻泪管内膜相延续,另一部分覆盖泪腺。

眶内视神经

视神经纤维起自原始成神经细胞(在视网膜演变为视网膜神经节细胞)投射至大脑。因为视网膜区别于前脑壁,所以视神经不属于周围神经,而是间脑前端的突出纤维束 。这些纤维通常被归为特殊躯体感觉脑神经,有髓但缺乏神经鞘膜。成人视神经长度自视盘至视交叉约为 50mm，每根神经包含有 70 万~140 万根轴突，轴突平均直径约为 0.85mm。轴突密度最高的区域位于神经颞侧下段，这与大部分乳头黄斑束所在区域一致[17]。

视神经眶内段外被软脑膜、蛛网膜以及硬膜鞘，蛛网膜下腔沿视神经向巩膜后方延续，在眶尖上内侧部位部分中断，蛛网膜在此处与硬脑膜和总腱环松散附着。临床上，这一解剖关系可能与颅内脑脊液压力升高导致视神经压迫和视神经盘水肿相关。视神经硬脑膜与视神经管上内侧的骨膜相融合。解剖学上，视神经分为球内段、眶内段(图 1.7)、管内段和颅内段四个重要部分。视神经中枢在距离黄斑内侧 4mm，下方 0.1mm 处离开眼球[18]，视神经球内段以巩膜后方为界，长度约为 1mm，该处位于筛板，为视神经节细胞轴突以及视网膜中央血管走行区域，筛板是维持眼内外压力梯度的筛样结缔组织，其内包含 220~240 个小孔，每孔平均面积为 0.004mm^2[19]。视网膜神经节细胞轴突在靠近筛板处开始汇集，并在视神经巩膜部的起点形成视神经乳头。在进行检眼镜检查时，可看到视神经眶内段长度约为 30mm，其长度长于眼眶，呈“S”状弯曲，以保证眼球转动自如不受限制。

眼外肌与眶脂肪

眼外肌(图 1.8)负责眼球的运动以及眼睑的同步运动，除下斜肌外，所有的眼外肌均起自眶尖向前走行止于眼或眼睑。四条直肌(上直肌、内直肌、外直肌及下直

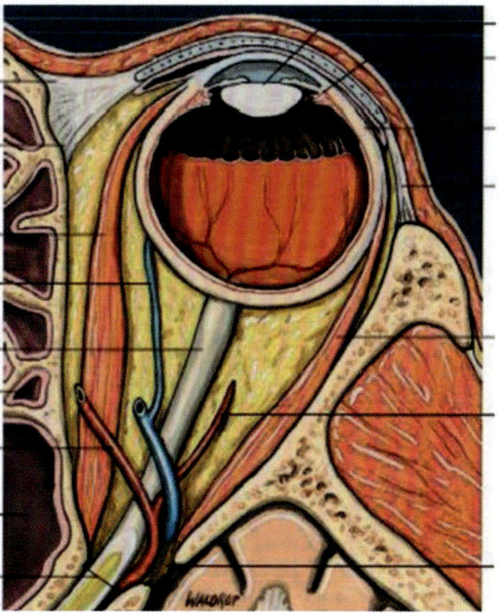

图 1.7 视神经水平经眶中轴位切面。

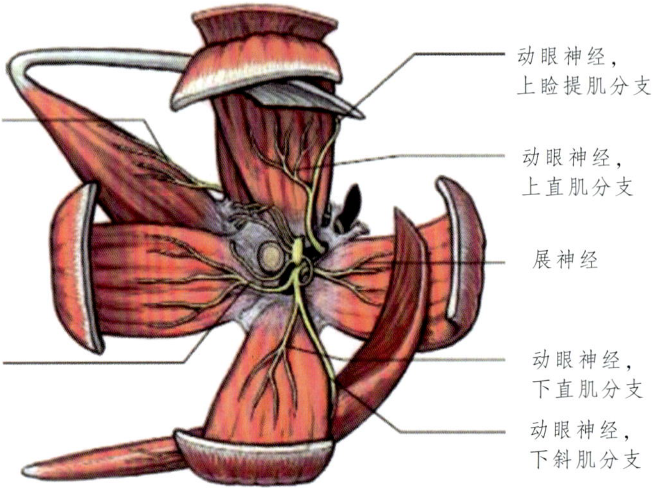

图 1.8 眼外肌与运动神经，正视图。

肌）起自总腱环，上睑提肌起自总腱环上方的蝶骨小翼上，上斜肌起自于上睑提肌的稍内侧，向前走行并穿过位于上内侧眶缘的软骨滑车，转而向眼球后外侧方走行。下斜肌起自泪囊外侧眶底前部向后外侧走行，止于黄斑下外侧。在眼眶的前部，直肌由肌间隔膜连接。从冠状面观察，这层肌间隔膜围成环状，将眶脂肪分为眶内脂肪（中央手术间隙）和眶外脂肪（外周手术间隙）。这些解剖命名有助于在磁共振（MR）或计算机断层扫描（CT）上描述肿物位置，并有助于指导切除肿物手术时的解剖。眼眶内还有一些细小的纤维隔以连接并支持眼球、视神经和眼外肌。手术或者意外可造成纤维隔破坏，从而导致眼球移位或活动受限。在一些眶壁骨折引起的复视病例中，眼球运动受限往往是由于这些纤维结缔组织嵌顿卡压所致，而非眼外肌功能障碍。眼外肌的运动神经支配来自第Ⅲ、Ⅳ和Ⅵ对脑神经。

总腱环

总腱环（图 1.9）是一条纤维环，环绕视神经孔及眶上裂的中央部，为四条直肌共同起点。外直肌的上方起点将眶上裂分为两个部分，覆盖眶尖的部分称作动眼神经孔，动眼神经（上、下支）、展神经及三叉神经眼支的鼻睫分支由此处通过。滑车神经及三叉神经眼支的额支和泪支由眶上裂上外侧方的肌束外侧穿行。滑车神经是唯一进入眼眶后，不直接穿过肌束支配眼外肌的神经。动眼神经和展神经经动眼神经孔直接进入肌束。眼上静脉由动眼神经孔外，眶上裂的上外侧部通过。

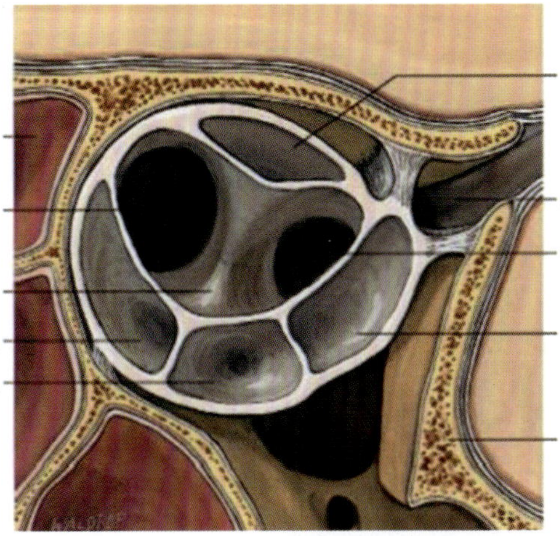

图 1.9 总腱环,前表面是眼外肌起始部。

眼眶血管

眼动脉(图 1.10)起自颈内动脉,位于前床突的内侧,沿视神经下方,在其硬膜鞘内走行并与眶外侧的神经会合。眼动脉在跨过视神经向眶内侧壁走行的时候发出泪腺动脉及眶上动脉分支,随后又分出鼻背动脉和滑车上动脉,终末支可为睑内侧动脉。泪腺动脉与泪腺神经伴行沿外直肌上缘走行,营养泪腺。随后穿过鼻中隔并发出睑外侧动脉分支。眶上动脉在眶顶与眶上神经会合,共同沿眶上切迹向上走行,穿过眉深脂肪垫进入额肌,其分支营养前额、头皮及上睑区域。鼻背动脉在内眦韧带上方穿过鼻中隔滋养鼻根处皮肤及泪囊,它同时会发出睑内侧动脉分支(非眼动脉来源的情况下)。两条睑内侧动脉分别由内眦韧带上下方进入眼睑。眼上静脉起自眼眶的鼻上象限,并向后经眶上裂汇入海绵窦,接受眼眶的大部分静脉回流。

神经支配

眶周区域的感觉神经支配来自三叉神经的眼支与上颌支。三叉神经的眼支(图 1.11)从海绵窦外侧壁的神经节发出,向前方走行并分为额支、泪支和鼻睫支。额支和泪支在总腱环上方,由眶上裂进入眶内,并在眶外脂肪内向前走行支配内眦(滑车上分支)、上睑(泪支和滑车上支)和前额(眶上支)。鼻睫支经眶上裂并由总腱环内进入眼眶,并进入内侧间隙向前走行通过睫状纤维支支配眼睛。这些没有突触的短睫状神经在经过睫状神经节后进入巩膜,并向前延伸支配虹膜、角膜和睫状肌。面神经的分支经由肌肉的下表面支配面部表情肌,包括眼轮匝肌、降眉间肌、皱眉

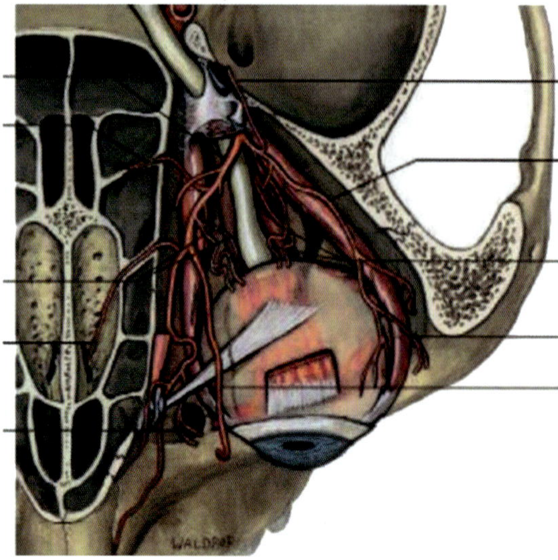

图 1.10 眼附属器和眼球的动脉支配。

肌以及额肌等。副交感神经的神经支配在睫状神经节内形成突触后以短后睫状神经进入眼睛。泪腺的副交感神经支配起自脑桥泪腺核，最终与泪神经一同进入泪腺。神经纤维与动脉伴行营养瞳孔、眼睑以及眼眶，向前走行与长睫状神经相关联。该神经分布发生中断将会导致霍纳综合征常见症状：上睑下垂、下睑抬高，瞳孔缩

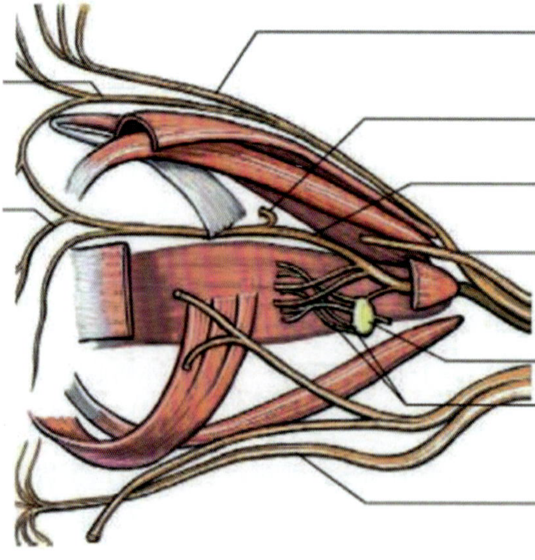

图 1.11 感觉神经和眼外肌，侧视图。

小，面部少汗或无汗及血管扩张等。

眼外肌的运动神经支配(见图 1.8)起源于动眼神经、滑车神经、展神经。上直肌和上睑提肌由动眼神经上支支配，下直肌、内直肌和下斜肌由动眼神经下支支配。外直肌由展神经支配。支配直肌的脑神经由眶上裂进入眶后部，在后 1/3 与前 2/3 交界处经眶内脂肪在进入肌肉内表面。滑车神经跨过上睑提肌，分布于上斜肌上表面的后 1/3 处。支配下斜肌的神经由下直肌的外侧向前走行，止于肌肉的后表面。

泪器

泪器是泪腺和泪道的统称。泪腺(图 1.12)位于上睑提肌腱膜外侧角的后缘，泪腺眶内部分上方位于泪腺窝处，前侧部位于眶脂肪后，与眶隔膜相连，下方位于外直肌以外，上睑提肌以内。泪腺分泌导管向下走行至下方的泪腺睑部(睑部大小约为眶部的 1/3)。在上穹隆外侧可以看到泪腺睑部的前缘，分泌导管在此处显露。随年龄增长，泪腺眶部可从泪腺窝向下脱垂，在上睑外侧形成隆起外观。

泪小管由靠近泪小点处的眼轮匝肌紧紧包绕，在内眦韧带的内侧和后侧穿入覆盖于泪囊的筋膜上。上下泪小管汇合成泪总管之后进入泪囊，泪囊位于前、后泪嵴之间的泪囊窝。后泪嵴骨膜延伸包裹泪囊后再次与前泪嵴骨膜融合。泪腺外侧叶被内眦韧带的后侧脚进一步加固，使其更坚实。肌腱的前部跨过泪囊的上方区域，

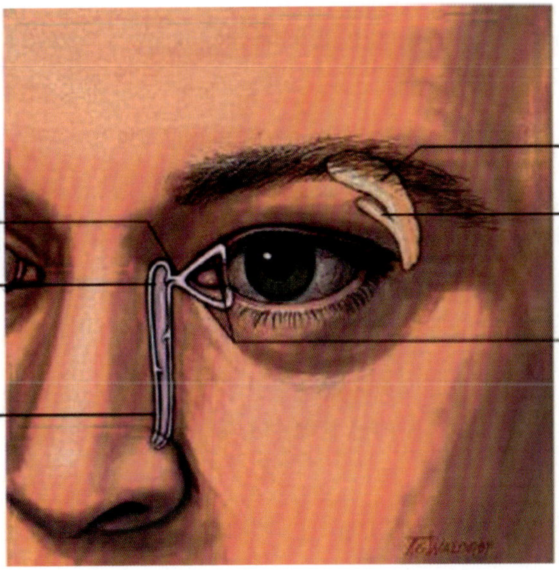

图 1.12 泪液分泌和引流系统。

眶隔膜覆盖下方区域，下斜肌起自于鼻泪管开口外侧的后方，内眦静脉位于内眦韧带的前方，内眦的内侧约 8mm 处。

眶周结构

鼻和鼻旁窦

构成眶内侧壁、眶下壁和上壁的骨骼与鼻腔相邻，鼻窦起源于鼻腔并与其相通气。鼻窦可起到减轻颅重或起到发音共鸣的作用，还可以协助鼻道阻隔异物并加热增湿空气。鼻窦病理生理过程均可间接影响眼眶，如鼻窦癌、内翻性乳头状瘤、藻菌病、韦格纳肉芽肿病、黏液囊肿及鼻窦炎等，其中鼻窦炎还可能会引起眼眶蜂窝织炎或脓肿。鼻腔被鼻中隔分隔为两个鼻窝，鼻腔外侧壁有 3 处骨性突起，分别为上鼻甲、中鼻甲和下鼻甲。鼻甲被鼻黏膜覆盖，并延伸出相应的鼻道，额窦、前部和中部的筛窦气室连通中鼻道，鼻泪管开口于下鼻道，鼻腔内层为假复层纤毛柱状上皮，含有大量杯状细胞。覆盖在外侧鼻翼软骨上的黏膜有毛囊，因此，不适合于眼睑修复时复合组织瓣的选择，但是覆盖于鼻中隔的软骨膜黏膜无毛囊，因此，相较于前者更为合适。

额窦由额骨隐窝的凸出部分发展形成，直到 6 岁时才能在 X 线片上观察到。额骨气化持续整个童年，并在成年早期完成，窦腔发育不对称，且大小和形状个体差异很大。额窦通常会被位于中线的窦间隔分隔开来，每个窦腔经由单独的鼻额管通向中鼻道的前部。

筛骨气室是位于眶内侧壁与鼻外侧壁之间的薄壁空腔，出生即有，并随年龄增长而扩大，筛骨气室可向上延伸至额骨、泪骨、上颌骨甚至眶顶(眶上筛骨)。多、小且壁薄的筛窦分为前、中和后部，前部和中部气室通向中鼻道，后气室通向上鼻道。眼眶蜂窝织炎最常继发于筛窦炎经筛骨眶板向眶内扩散。

蝶窦从鼻顶部后方凸出，使蝶骨气化。在出生时初步形成，并在青春期后发育至正常大小。蝶窦被骨间隔分隔为两个腔，骨气腔有时会延伸至翼部和枕骨 。蝶窦通向每侧鼻窝的蝶筛隐窝，视神经管紧邻蝶窦壁的上外侧，蝶窦病变可直接导致视力丧失和视野异常。

上颌窦是鼻旁窦中最大的窦腔，上颌窦的顶部构成眶底，上颌窦在上颌骨内向后延伸至眶下裂，眶下神经和眶下动脉沿窦腔顶部由后向前走行。骨性鼻泪管位于内侧壁之内，上颌窦经由上颌孔通向中鼻道。眼眶爆裂骨折通常会破坏眶底内侧的眶下神经管,导致眶下神经损伤,面颊感觉减退。

眼睑解剖

眼睑位于眼球前方, 形成保护眼球的软组织屏障。眶隔将骨性眼眶及眼睑分开,代表着眼睑的纤维部分。眶隔前的所有结构都在眼睑里。眼睑是形成角膜前泪膜的重要结构,还可泪膜在眼球表面均匀分布。眼睑部轮匝肌通过"液泵"作用,收集并推动泪液至内眦部,之后排入鼻腔。头部及面部组织层次分布遵循同一模式,两者基本相同[20]。这种模式由五个基本层组成,包括皮肤、皮下组织、浅表肌肉腱膜系统、疏松结缔组织、骨膜和深层筋膜。

成年人的眉毛

眉毛的移动形成面部表情。眉位于上眼睑与前额交界处的骨质眶上缘。它们从滑车切迹上方向内延伸,接近侧面的额颧缝线。两条眉中间为眉间,此区间通常无眉毛生长。眉毛由增厚的皮肤构成,该处皮肤覆盖眶上孔,并通过眉下脂肪垫与之分离。眉毛移动范围较大,平均值为向下 1cm,向上 2.5cm 或更多[21]。眉内侧位移范围则更广。这些复杂的动作由额肌、降眉肌、降眉间肌、皱眉肌和眼轮匝肌协同完成。它们都受到面神经的支配。额肌纤维垂直于前额,形成枕肌筋膜复合体的前腹,形成头皮。后者包括前方的额肌和后方的枕肌。

额肌

额肌通常被认为是头皮的一部分,也就是包括枕肌和额肌前部的头皮,二者通过腱膜相连。额肌不附着于骨面,其起源于额状缝的颅顶腱膜,并向眶上缘延伸。在外侧,额肌纤维的伸展程度略高于内侧缘[22]。额腹被覆帽状腱膜。额腹前为腱膜浅层,后为腱膜深层。帽状腱膜将额肌分为两部。额肌内侧纤维与降眉肌纤维融合。眉毛下方,额肌纤维与皱眉肌。眼轮匝肌的眶部相交。眉毛外中 1/3 交界处以外无额肌附着,因此,眉尾不能上下移动[23]。眉尾降低主要依赖眼轮匝肌的作用。前额深筋膜的脂肪垫将额肌与骨膜分开。该脂肪垫被称为眉下脂肪垫或眼轮匝肌后脂肪(ROOF)[24]。额肌起抬眉作用,连同枕肌肌腹,可收紧头皮并使头皮前后移动。抬眉动作可影响邻近组织,可辅助睁眼。此作用是额肌瓣法矫正上睑下垂的基础。因此,在评估上睑下垂患者上睑提肌肌力时,应限制额肌活动。

眼睑

睑裂垂直高度 10~11mm，但是随着年龄增长，睑裂逐渐下垂，导致其缩小至 8~10mm。在 15 岁左右，平均睑裂长度可达到 30~31mm[25]，内外眦夹角约 60°。从侧面看，内眦角紧贴眼球，但实际上内眦角距离眼球仍有 5~6mm。这一微陷区域称为泪湖，其中肉质隆起称为泪阜，折叠的球结膜皱襞称为半月皱襞。睑裂通常在外侧端稍向上倾斜，使外眦角比内眦角高 2~3mm。平视时，儿童上睑缘多位于角膜上缘，成人则位于角膜上缘下方 1.5~2.0mm 处。应注意，在上睑下垂矫正或眼睑重建手术时，下睑缘位于角膜缘下方，而上睑缘的最高点则位于瞳孔上缘。上下睑边缘厚度约 2mm。睑板内面被覆结膜上皮，腺垂直排列开口于睑缘后部。睑板浅面被覆皮肤，边缘有睫毛生长。上述两部分由一个模糊的线状区域分隔，这一区域可形成轻微的沟，称为灰线。灰线是 Müller 肌在睑缘部的投影。眼睑皮肤是人体最薄的部位，无皮下脂肪层。重睑线是由上睑提肌腱膜浅纤维附着于眼轮匝肌肌间隔和皮下组织引起的一种水平凹陷。距离睑缘 8~11mm。睁眼时重睑中部较窄，为 4~5mm，侧边较宽，为 5~6mm。在上睑下垂矫正术及眼睑整形术中，应改善重睑形态，以期达到美容效果，改善眶隔脂肪膨出或眼睑皮肤松垂。

眼轮匝肌

眼轮匝肌（图 1.13）是位于皮肤下方的复杂眼周横纹肌片，是表浅肌肉腱膜系统（SMAS）的一个组成部分。SMAS 是覆盖面中部的头颈部浅筋膜的一部分。一层纤

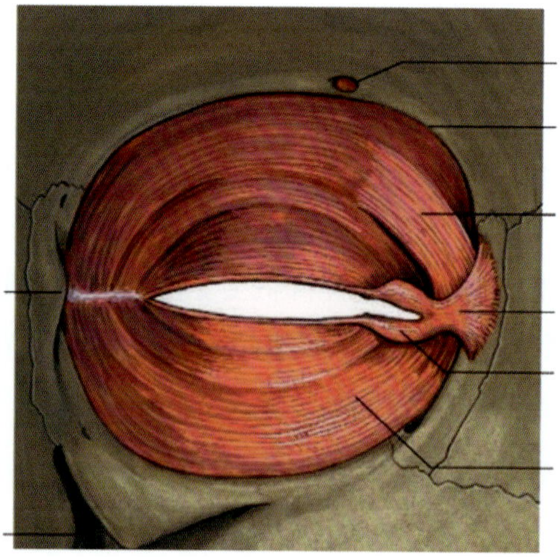

图 1.13 眼轮匝肌，眶内观。

维脂肪层将眼轮匝肌和上覆的真皮分开[20]。眼轮匝肌由平行于眼睑缘的横纹肌组成。眼轮匝肌在解剖学上分为 4 个部分,包括 3 个连续部分和 1 个独立部分。连续部分为眶部、睑部和泪囊部,独立部分为睫部。眼轮匝肌的眶部位于骨质的眶缘之上。它起源于上颌骨额突在前泪嵴前面的附着处、额骨的眶突、内眦韧带。眼轮匝肌部分进入眉内侧的真皮层,降眉肌和皱眉肌的运动可牵动其向内侧滑动[26]。眼轮匝肌主体环绕眶缘,于睑外侧联合,形成起止点相接的连续的椭圆形。眼轮匝肌司眼睑开闭,其支配神经为面神经颞支及颧支。眼轮匝肌的眼睑部分位于眼眶边缘至眼睑缘之间的活动眼睑之上。肌纤维在上下睑呈半圆形分布,固定于内外眦韧带。尽管上述单位作为独立解剖结构存在, 但通常又将其进一步分为睑部和泪囊部两部分。睑部眼轮匝肌分布于上下眼睑的眶隔上,其纤维垂直于内侧眦韧带的上、下边界。还可通过睑内侧韧带进入泪囊[27]。睑部眼轮匝肌分为浅、深两头,深头起自睑内侧韧带和泪后嵴,肌纤维向外侧走行,止于睑板和睑外侧缝。内眦韧带上支(图 1.14)由一层纤维血管筋膜与泪囊底部融合,此筋膜收缩时,内眦韧带上支向外牵拉泪囊,起到泵出眼泪的作用。

眼轮匝肌睑部在眼睑周围呈弧形分布,并沿外侧水平中缝向外侧交错。从其方向来看,眼轮匝肌在远端取代上睑提肌腱膜与睑板前筋膜后,可能主要起到对抗眼睑开合反向作用力的作用。其次,可能有助于泪液泵出。睑板前眼轮匝肌通过深、浅头向内眦部汇合,浅头及结缔组织纤维形成内眦腱。深头为泪囊部,其起自睑板内侧,向后进入泪囊后几毫米出泪后嵴,其作用为向内后方牵拉眼睑。在外眦处,睑板

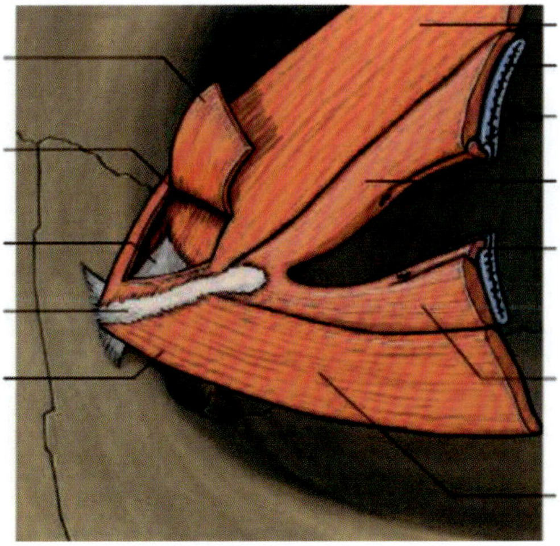

图 1.14 内眦。

前轮匝肌通过一个共同的肌腱连接并止于 Whitnall 的结节处。眼轮匝肌横向连接形成一个侧缝,与下面的肌腱相连。在肌肉深处有一个“Y”形纤维增厚的眶隔,连接睑板的外侧端到 Whitnall 的结节。这些肌肉和纤维组织共同形成了外眦肌腱。内眦肌腱也有纤维和肌肉组织。纤维成分侧面附着于睑板的内侧末端,作为“Y”的两支。其分为深浅两部分。浅支在上颌骨额突的内侧,正好位于前泪嵴的前方,与泪囊的上部平行。下缘边界清晰,上缘与骨膜相混合。深层部分进入泪囊后的泪后嵴。该肌腱的深层部分是眼睑的主要内侧止点。在眨眼的过程中,睑板前轮匝肌的深头会向内侧拉动眼睑的内侧端,使泪小管缩短,而泪膜筋膜和囊壁则会由于睑前肌深头的收缩而向外侧拉动。泪小点闭合和壶腹内的眼泪被挤压到内侧,并被吸入囊内。随着眼轮匝肌深部嵌入部位在眨眼末端松弛,泪筋膜和囊壁再次向内移动,眼睑内侧端向外移动,泪点重新开放,壶腹再次充盈。泪液从泪囊引流至鼻泪管,并不是由泪液泵机制直接注入的,主要是由于重力作用。在眼睑边缘附近,有一束特殊的纹状肌,即 Riolan 肌(眼轮匝肌睫部),位于眼轮匝肌主体后方,形成灰线。Riolan 肌可能在睑板腺分泌、眨眼、睫毛位置等方面发挥作用。

眶隔

眶隔(图 1.15)是一层纤维膜样结构,始于眶缘的边缘弓。眶隔与额部、眼眶的其他结构相连。眶隔是眶筋膜系统最前面的隔板,界定了眼眶的前界限。在上眼睑内,隔膜形成一个近乎连续的层,将前眼睑板与后眼睑板和较深的眼眶结构分开。

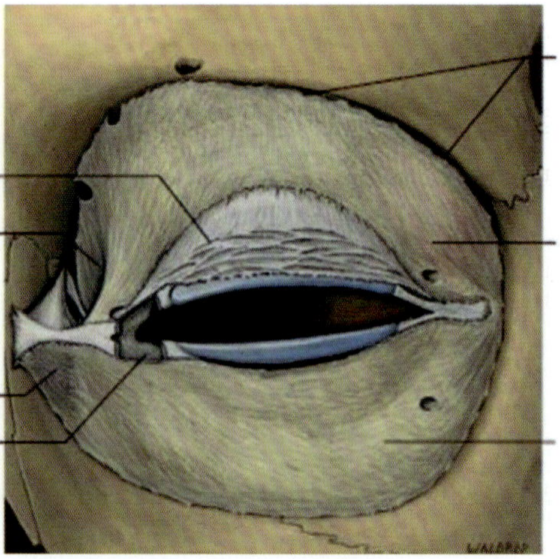

图 1.15 眶隔。

从眶上缘边缘开始，眶隔向下穿行于在眼轮匝肌和眶隔脂肪之间。远端，眶隔疏松地连接到上睑提肌腱膜。连接点通常位于睑板上缘 3~5mm 处。眶隔前壁逐渐与上睑提肌腱膜远端交错[28]。之后，眶隔前壁继续向下延伸至上睑提肌腱膜远端及睑板[29]。在下睑，眶隔在下睑下缘 3~5mm 处，与睑板前筋膜相融合，之后继续延伸至下睑睑板边缘[30]。眶隔分为若干层，与泪道引流系统关系密切。在下眼睑，眶隔前壁插入前泪嵴，并插入纤维内眦韧带的下缘。眶隔后壁在泪囊周围分离并通过。它沿着泪器的眶口与眶周融合，也与下泪囊的筋膜融合。在上眼睑，眶隔前层植入内眦韧带的上支和上颌骨的眶突。在此处，眶隔包裹前方的泪囊窝，并止于穿行于眼轮匝肌深面的内眦韧带。因此，眶隔前壁形成泪囊窝的前纤维壁。眶隔的前层和中层有效地将泪囊和泪道隔离在相应的筋膜室内，与眼睑和眼眶分开。眶隔少量穿行于骨性眶缘后方，汇入外眦韧带[31]。

眶部脂肪

眼轮匝肌下脂肪垫(图 1.16)

眼轮匝肌下脂肪垫(SOOF)位于眶下缘的外侧半部，延伸到颧骨的下半部。它与骨膜接触，深至上颊眼轮匝肌的下部。它位于眼轮匝肌深面内侧 SMAS 深层的后方。当 SMAS 从下眼睑组织下降时，增厚形成一个支撑板，即眶距韧带(也称为眼轮

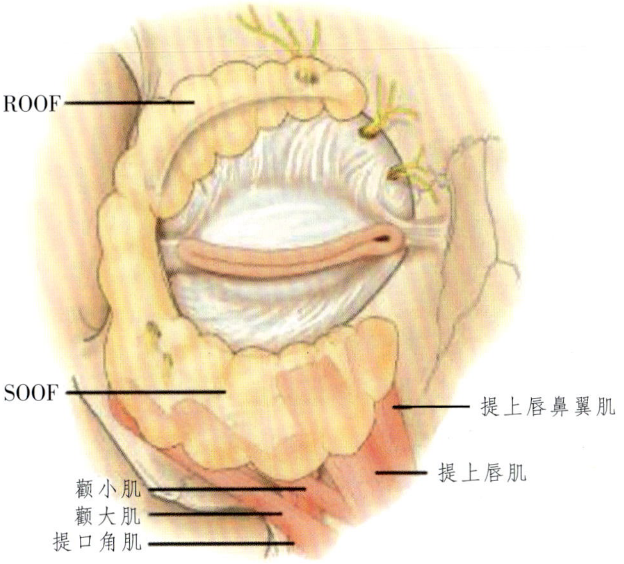

图 1.16 眼轮匝肌下脂肪垫。

匝肌支撑韧带),它也附着在眶缘下方的骨膜上。

眼轮匝肌后脂肪垫

眼轮匝肌后脂肪垫(ROOF)深入皮肤和眉毛、眼轮匝肌眶部和额肌下部的皮下脂肪层。当它们下降到上眼睑时,则被深浅两层筋膜包裹。这部分脂肪附着于眶骨骨膜,内侧较外侧更安全。眉脂肪可能在眶隔的前表面向下延伸。SOOF 和 ROOF 通过覆盖眶外侧边缘和外眦韧带的脂肪在外侧端交通。这些脂肪垫被眶隔膜分开,在下眼睑,也被眶缘的 SMAS 层分开。

眼轮匝肌后腱膜(图 1.17)

眼轮匝肌与眶隔-提上肌腱膜筋膜复合体(上眼睑)或眼睑筋膜囊(下眼睑)之间有一疏松的无血管结缔组织层。它延伸到与灰线混合的眼睑边缘。在眼睑内部,可以进行无血分离,并确认下面的眶隔。在眼睑边缘,灰线标志着睑板内外侧面的解剖界限。该层次是导致外伤或手术后眼睑肿胀的原因。眼轮匝肌后筋膜平面位于睑板前眼轮匝肌下。在眶隔前部,该结构变得更加复杂,其包含一层较薄的脂肪组织,并与眉下脂肪垫相连[32]。上睑部眶隔脂肪分为内、中两部。下睑部眶隔脂肪分为内、中、外 3 部分。上睑部,眶隔中部脂肪位于上睑提肌正前方,是眼睑手术和眼睑外伤修复时的重要标志。

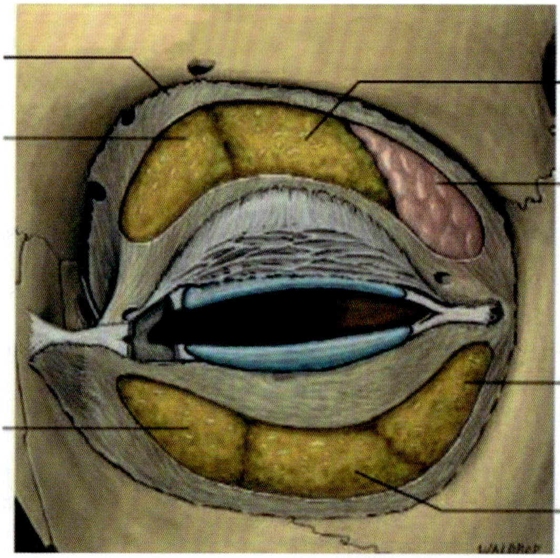

图 1.17 眼睑腱膜前脂肪袋。

牵缩肌

牵缩肌为参与睑裂开大的肌肉，在上睑为上睑提肌及腱膜、Müller 肌；在下睑为睑囊筋膜与下睑缩肌。

上睑牵缩肌

位于中央腱环上方、视神经管上外侧的蝶骨小翼是上睑提肌的起点(图 1.18)。肌肉长约 36mm，起始处宽 4mm，眼眶中段加宽至 8mm[33]。沿着提肌的前 1/3，在 Whitnall 韧带后面，一层薄薄的纤维组织将提肌鞘与上直肌分离并相互连接。更前面的部分会变得更厚，直到完全包裹住提肌，在上直肌周围形成类似的覆盖物，称为“联合筋膜鞘”[34]。穹隆悬韧带是一种纤维性附着物，从联合筋膜鞘向下延伸到结膜上穹隆约 2mm。眼眶上缘后面的上睑提肌扩张到约 18mm，分为上下两层，由结缔组织分开。上层继续进入提肌腱膜，下层进入 Müller 肌[35]。在上睑提肌周围的肌鞘内可见增厚的致密结缔组织。这个结构水平穿过上眼眶，附着在滑车周围的筋膜内侧，并附着在额骨的泪腺和骨膜囊上。该致密结缔组织沿着上睑提肌鞘的内侧和外侧表面牢固地附着，但只是松散地集中附着。形成了 Whitnall 的眶上横韧带。上睑

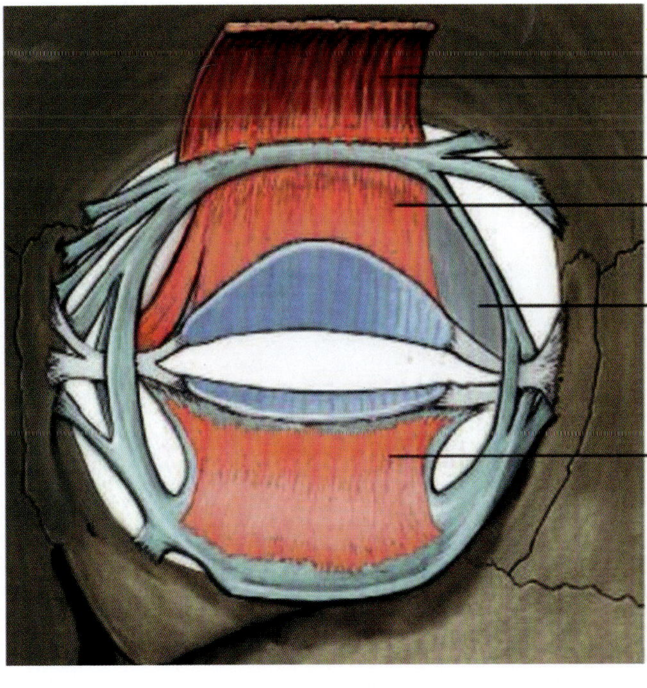

图 1.18　上睑提肌腱膜和 Müller 睑板肌，眼窝内视图。

提肌由动眼神经支配，动眼神经同时也支配上直肌。眶上裂损伤，导致上睑下垂和上视减少，提示动眼神经的眶段受损。周围动脉弓位于上睑提肌腱膜与 Müller 肌之间，位于睑板上缘上方，可用于确认 Müller 肌，是重要的外科标志。

下睑牵缩肌

下睑牵缩肌与上睑牵缩肌（上睑提肌和 Müller 肌）是对应的，由下直肌及其腱膜发育形成。与上睑牵缩肌相比，下睑牵缩肌已退化，仅有少量肌肉存在。它们起自下直肌鞘，由睑囊筋膜（相当于上睑提肌）和下睑缩肌（相当于 Müller 肌）组成。当其穿过下睑时，二者分开并包裹下斜肌，之后与下方增厚的筋膜融合。这是 Lockwood 悬韧带，在眼窝肌腱附近插入眼窝壁。眶隔与下睑牵开器融合，位于下睑缘之下 2~3mm 处。眶隔后壁与下睑缩肌之间的夹角内含一块眶隔脂肪，即内侧脂肪，类似于上睑的腱膜前脂肪。下睑缩肌的拉力使眼睑向下压，有助于保持睑板的垂直位置。

睑板

睑板（图 1.19）形成眼睑的骨架。它们由致密的纤维组织和一些弹性组织组成。上睑睑板垂直于眼睑中心 10~12mm，下睑睑板最大垂直宽度约 4mm。睑板借助内外眦韧带与骨膜相连，因此，随着年龄的增长可发生水平方向的位移。上下睑板厚度约 1mm，内外眦部分尖锐。皮脂腺、睑板腺位于睑板内。在上睑，上睑提肌腱膜远端附着于睑板下部，Müller 肌则附着于睑板上方。在下睑，下睑缩肌附着于睑板近端边

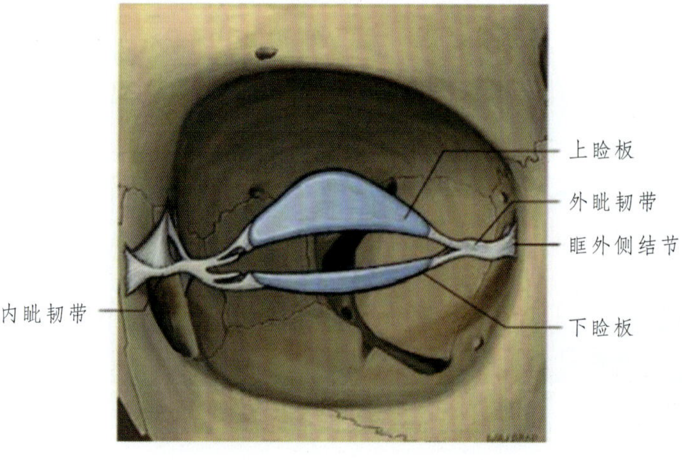

图 1.19　睑板与内、外眦韧带。

缘。睑结膜被覆于睑板内面。

结膜

结膜由非角化鳞状上皮组成。它形成眼睑的内层，含有分泌黏蛋白的杯状细胞,以及泪腺。泪腺主要分布于外侧睑板上缘和穹隆上部。泪腺导管流入上穹隆的外侧。上下穹隆可延伸至眶骨,外侧穹隆可延伸至眶缘 14mm 处,而内侧穹隆则延伸较少。纤维结缔组织支撑穹隆,此处可辨认悬韧带,由上睑或下睑与对应的上下直肌的共同肌鞘延伸形成。

眼睑血液支配(图 1.20)

鼻背动脉穿过内眦肌腱上方的眶隔,供应鼻根和泪囊的皮肤。内眦动脉分布于内眦和眼睑,并与眼动脉的分支吻合。两条内眦动脉进入内眦肌腱上方和下方的眼睑。眼睑内外侧动脉在距睑缘 2~4mm 处的睑板前筋膜层吻合为动脉弓。上睑睑板上缘处可见另一动脉弓。滑车上动脉与滑车神经伴行穿过眶隔,向上延伸至前额中部,提供此处血供,并与眶上动脉吻合。颈外动脉的眶下分支及面动脉分支,主要通过内眦动脉和颞浅动脉,提供眼睑血供。

眼睑静脉回流(图 1.21)

眼睑的静脉主要分布在穹隆区域,汇入面中 1/3 处的静脉网。内眦间静脉是由眼角处的眶上静脉和滑车上静脉汇合而成的,有两个不同的分支,一支进入眼眶继续向上至眼静脉;另外一支在面部表浅向下走行,称为面静脉。它位于内眼角内侧

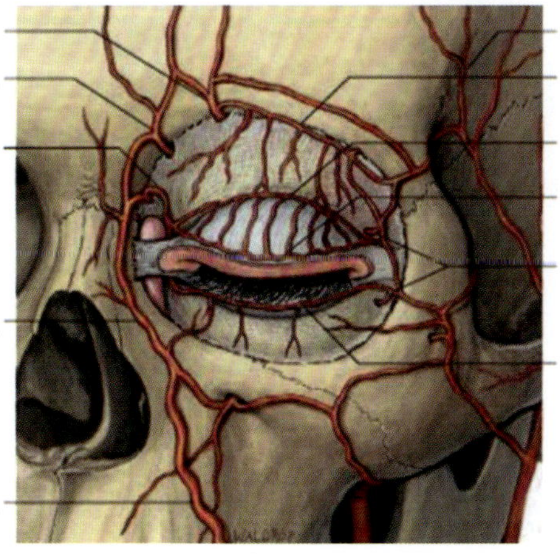

图 1.20　眼睑动脉血供。

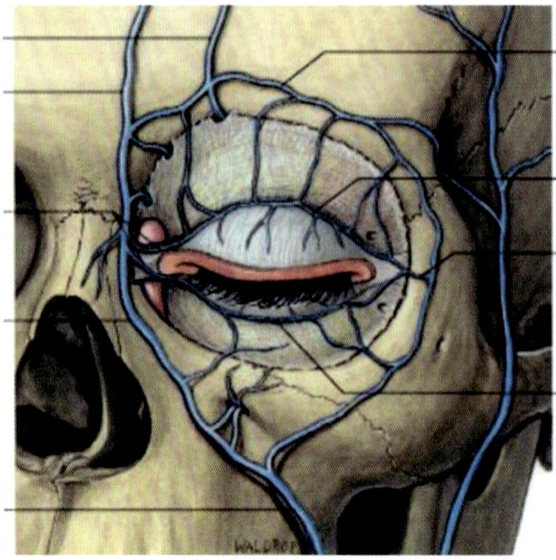

图 1.21　眼睑静脉回流。

约 8mm 处，可以透过皮肤观察到。内眦静脉也可回流至下睑静脉。

眼睑淋巴引流(图 1.22)

耳前淋巴结和腮腺淋巴结引流上睑的外侧 2/3 和下睑的外侧 1/3。下颌下结节引流上睑的内侧 1/3 和下睑的内侧 2/3。

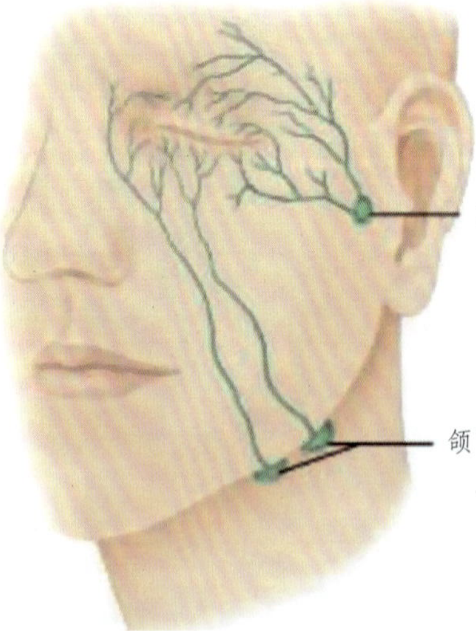

图 1.22　眼睑淋巴引流。

眼睑和面部的神经和感觉支配

神经支配(图 1.23)

面部表情肌由面神经分支支配。在面部内，分支深入面部表情肌，然后穿透SMAS的深层，神经支配轮匝肌和其他面部表情肌。面神经出茎乳突孔后，起始于耳后支，向上、向后分布于枕肌和耳后肌。面神经主干向前穿过并进入腮腺的实质，在此处分成几个分支，这些分支从腺体的前缘穿出，支配面部表情肌，即额肌、颈阔肌。眼周的重要面神经分支为颧上支及下支。上支大约在颧骨的中点，即外眼角和耳屏之间的中点穿过颧骨，进入颞顶筋膜(颞浅筋膜)，在其内部进入额部，在眉尾上方约1.5cm处穿行。在该部位，它被称为面神经的额支。该神经的体表投影具有重要解剖意义。面神经额支支配额肌、眼轮匝肌、皱眉肌及降眉间肌。颧下支横跨颧骨，支配下睑轮匝肌、上唇提肌。神经末梢以近直角的走向分布于睑缘内外侧，但在眼睑中部，神经走行与肌肉走向平行。面神经各分支支配区域存在多重神经支配。上睑提肌由动眼神经支配。穿过海绵窦外侧壁上部，经眶上裂入眶。它穿过视神经外侧的腱环，分为上下两支。动眼神经上支支配上直肌，在其中、后1/3处支配上睑提肌。Müller肌由交感神经支配。神经节前交感神经纤维在脊髓中段T1~L1的前脊神经根内离开中枢神经系统，沿交感神经链与第2颈椎和第3颈椎一起到达颈上神经节水平。脑神经节后交感神经纤维起源于颈上神经节，与颈内动脉及其分支伴

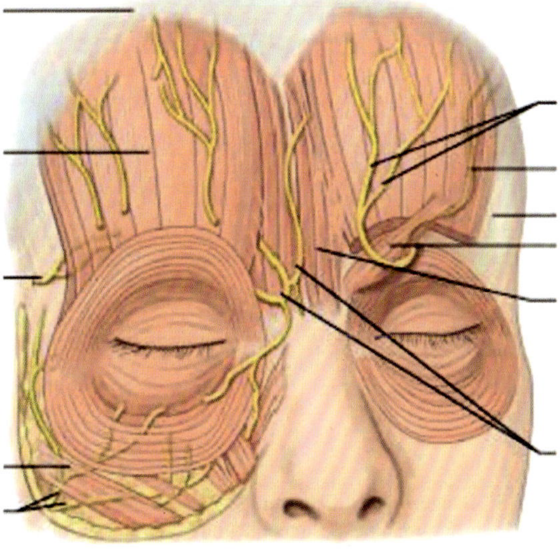

图 1.23 眼睑神经支配。

行，支配颅腔及眶周结构。睫状神经节在解剖上与眼眶后方视神经外侧的鼻睫状神经相连。节前副交感神经纤维起源于中脑的 Edinger Westphal 核，与动眼神经分支共同入眶，上述神经走行于动眼神经内，到达睫状神经节。在节内交换神经元；节后纤维随睫状短神经（根），穿入眼球后方的巩膜，向前至瞳孔括约肌和睫状肌并支配。来自颈上神经节的交感神经节后纤维到达睫状神经节后神经元，沿长、短睫状神经进入眼内，支配瞳孔开大。

感觉支配

眼睑和眼眶内容物由三叉神经的眼部和上颌部支配。三叉神经眼部分为海绵窦外侧壁，分为泪神经、额神经和鼻睫神经。上述神经经眶上裂入眶。泪神经沿外直肌上缘向前走行，在其前 2/3 处支配泪腺，与泪动脉伴行。该神经穿过眶隔，为上眼睑外侧部分和结膜提供感觉。泪腺的副交感神经与颧神经一起从蝶腭神经节进入泪腺后方与泪神经汇合。额神经是三个分支中最大的一个。额神经穿过眶顶骨膜，在上睑提肌的上方向前行。在眶中部分为两支，较大的外侧支为眶上神经；较小的内侧支为滑车上神经。滑车上神经经眶上孔内侧的额切迹，眶上神经经眶上孔（切迹）出眶，布于额部的皮肤。眶上神经与其内侧动脉一起延续至眶上切迹。眶上神经分为深浅两支。浅支分布在皱眉肌周围，向内侧上升，位于额肌浅层。深支行走在皱眉肌的深处，并向更外侧的方向上升，深入额肌或穿过额肌。这些分支支配上睑、结膜、额部及直至头顶的皮肤。鼻睫神经与眼动脉在视神经上方内侧交叉。它起源于几个分支，然后分为筛前神经和滑车下神经。筛前神经经前颅窝终止为鼻神经。上述神经支配鼻尖、鼻中隔。滑车下神经穿过滑车下方，支配眼睑内侧端、结膜、泪囊和鼻根。眼周的眼神经末梢之间除相互交通外，还可与眶下神经相交通，眶下神经是三叉神经上颌部的一个分支。三叉神经的上颌支从三叉神经节前行至圆孔，通过圆孔进入翼腭窝。眶下神经经眶下裂入眶，行经眶下沟、眶下管，由眶下孔出眶后，终支分布于下睑、鼻部和上唇的皮肤及结膜。颧神经是上颌神经的一个分支，通过眶下裂进入眼眶。它沿眶外侧壁走行至下部与泪神经汇合，此后分为颧面神经和颧颞神经。颧面神经在颧骨前部发出，为面颊颧部提供感觉。颧颞神经存在于颞窝，为颞前区提供感觉。

参考文献

1. Deveci M, Oztürk S, Sengezer M, Pabuscu Y. Measurement of orbital volume by a 3-dimensional software program: an experimental study. J Oral Maxiofac Surg. 2000;58:645.
2. Nitek SN, Wysocki J, Reymond J, Piasecki K. Correlations between selected parameters of the human skull and orbit. Med Sci Monit. 2009;15:BR370.

3. Miller TA, Rudkin G, Honig M, et al. Lateral subcutaneous brow lift and interbrow muscle resection: clinical experience and anatomic studies. Plast Reconstr Surg. 2000;105:1120.
4. Webster RC, Gaunt JM, Hamdan US, et al. Supraorbital and supratrochlear notches and foramina: anatomical variations and surgical relevance. Laryngoscope. 1986;96:311.
5. Bailey JH. Surgical anatomy of the lacrimal sac. Am J Ophthalmol. 1923;6:665.
6. McQueen CT, DiRuggiero DC, Campbell JP, Shockley WW. Orbital osteology: a study of the surgical landmarks. Laryngoscope. 1995;105:783.
7. Patnaik VVG, Bala S, Singla RK. Anatomy of the bony orbit— some applied aspects. J Anat Soc India. 2002;50:59.
8. Fukado Y. Results in 400 cases of surgical decompression of the optic nerve. Mod Probl Ophthalmol. 1975;14:474.
9. Watters EC, Waller PH, Hiles DA, Michaels RH. Acute orbital cellulitis. Arch Ophthalmol. 1976;94:785.
10. Jones LT, Wobig JL. Surgery of the eyelids and lacrimal system. Birmingham: Aesculapius; 1976. p. 4.
11. Jo A, Rizen V, Nikolic V, Banovic B. The role of orbital wall morphological properties and their supporting structures in the etiology of "blow-out" fractures. Surg Radiol Anat. 1989;11:241.
12. Nagasao T, Hikosaka M, Morotomi T, et al. Analysis of the orbital floor morphology. J Craniomaxillofac Surg. 2007;35:112.
13. Dutron JJ. Atlas of clinical and surgical orbital anatomy. Philadelphia, PA: Saunders; 1994. p. 11.
14. Sharma PK, Malhotra VK, Tewari SP. Variation in the shape of the superior orbital fissure. Anat Anz. 1988;165:55.
15. Goalwin HA. One thousand optic canals. Clinical, anatomic and roentgenologic study. JAMA. 1922;89:1745.
16. Kier EL. Embryology of the normal optic canal and its anomalies. Investig Radiol. 1966;1:346.
17. Mikelberg FS, Drance SM, Schulzer M, et al. The normal human optic nerve. Axon count and axon diameter distribution. Ophthalmology. 1989;96:1325.
18. Hogan MJ, Alvarrado JA, Weddell JE. Histology of the human eye—an atlas and textbook. Philadelphia, PA: WB Saunders; 1971.
19. Jonas JB, Mardin CY, Schlötzer-Schrechardt U, et al. Morphometry of the human lamina cribrosa surface. Invest Ophthalmol Vis Sci. 1991;32:401.
20. Mendelson BC, Jacobson SR. Surgical anatomy of the mid cheek: facial layers, spaces, and the mid cheek segments. Clin Plast Surg. 2008;35:385.
21. Daniel RK, Landon B. Endoscopic forehead lift: anatomic basis. Aesthet Surg J. 1997;17:97.
22. Knize DM. An anatomically based study of the mechanism of eyebrow ptosis. Plast Reconstr Surg. 1996;97:1321.
23. Couly G, Hureau J, Tessier P. The anatomy of the external palpebral ligament in man. J Maxillofac Surg. 1976;4:195–7.
24. Most SP, Mobley SR, Larrabee WF. Anatomy of the eyelids. Fac Plast Surg Clin NA. 2005;13:487.
25. Hreczko T, Farkas LG, Katic M. Clinical significance of age related changes of the palpebral fissures between 2 and 18 years in healthy Caucasians. Acta Chir Plast. 1990;32:194.
26. Knize DM. The forehead and temporal fossa: anatomy and technique. Philadelphia, PA: Lippincott Williams & Wilkins; 2001.
27. Yamamoto H, Morikawa K, Uchinuma E, Yamashina S. An anatomical study of the medial canthus using a threedimensional model. Aesthet Plast Surg. 2001;25:189.
28. Anderson RL, Harvey JT. Lid splitting and posterior lamellar cryosurgery for congenital and acquired distichiasis. Arch Ophthalmol. 1981;99:631.
29. Rein RR, Said HK, Yu M, et al. Revisiting upper eyelid anatomy: introduction of the septal extension. Plast Reconstr Surg. 2006;117:65.
30. Anderson RL, Dixon RS. The role of Whitnall's ligament in ptosis surgery. Arch Ophthalmol. 1979;97:705.
31. Aguilar GL, Nelson C. Eyelid and anterior orbital anatomy. In: Hornblass A, editor. Oculoplastic, orbital, and reconstructive surgery. Baltimore, MD: Williams and Wilkins; 1989. p. 7.
32. Meyer DR, Linberg JV, Wobig JL, McCormick SA. Anatomy of the orbital septum and associ-

ated eyelid connective tissue. Ophthal Plast Reconstr Surg. 1991;7:104.
33. Lemke BN, Stasior OG, Rosenberg PN. The surgical relations of the levator palpebrae superioris muscle. Ophthal Plast Reconstr Surg. 1988;4:25.
34. Hwang K, Shin YH, Kim DJ. Conjoint fascial sheath of the levator and superior rectus attached to the conjunctival fornix. J Craniofac Surg. 2008;19:241.
35. Kakizaki H, Prabhakaran V, et al. Peripheral branching of levator superioris muscle and Müller muscle origin. Am J Ophthalmol. 2009;148:800.

第 2 章

眶周的老化过程和年轻化方案

H. Dabbous, R. Chalhoub, N. Kawa, N. Soueidan

"双眼若见识过真正的美丽，便会永远清澈明亮。"

——Jean Toomer

引言

人的面部除了表现美之外，在表达情感与认知方面也至关重要[1,2]。面部是患者及其身边的人会首先觉察到衰老迹象的部位[3]。面部早期衰老迹象通常涉及眶周及面中部区域[4]。因此，越来越多 30 岁左右的年轻人开始针对早期衰老迹象或者预防衰老寻求干预措施。主要是由于在这一年龄段眼袋及皱纹开始凸显，使得患者看起来比实际年龄大[5]。

眶周区域由肌肉、韧带、脂肪组织、血管和神经组成，覆盖于骨性结构之上。面部及眶周衰老的内在因素有很多，包括骨组织的改建重构、重力因素导致的软组织下垂、脂肪萎缩及皮肤的老化[6]。阳光暴露、吸烟、饮酒、身患其他疾病、BMI 超标及药物等因素是导致面部衰老的常见外部因素，已被证实可加速皮肤及皮下组织的衰老[7,8]。

面部衰老

目前关于面部衰老的内在因素主要有以下两种理论。

容积或静态理论认为，面部不同区域会发生体积的变化及损失[9]，主要表现在面颊处后移及下睑处前突，并伴随眼睑皮肤的改变[10]。随着年龄增长，眼睑皮肤逐渐变薄，颜色变深。

相反，重力或动力理论认为，面部不同区域体积并不会减小，而是因重力作用导致的下移[11]，是重力的下拉作用、随年龄增长面部支持韧带松弛度增加，以及面部肌肉静息张力改变的综合作用所致[6,9]。由于眶周区域支持韧带较多，相较于中下面部，受重力影响较小，因此，该区域的衰老问题多因体积改变所致[6]。

综合考虑容积和重力理论，参考它们各自对面部衰老，具体地说对眼周区域的影响，可能可以解释随着年龄增长而出现的眼周改变[3]。

年龄增长引起的眶周改变

年轻患者内眦位置稍低于外眦，从内到外呈向上倾斜[6]。此外，眼睑与面颊连接平滑，相较于突出的颧骨，下睑呈略微凹陷。视觉较年轻的患者，颧骨突出部位通常有颧部脂肪覆盖[6]。接下来的章节，将逐一介绍眶部结构的不同组成部分，其中每一部分都会影响衰老的过程。

皮肤

面部衰老的首要迹象之一包括眉外侧的皮肤组织下垂，同时伴随上睑下垂。此外，该区域皮肤组织多冗余松弛，被称为皮肤松弛症[9]。研究表明，皮肤松弛症的发生率随年龄增长而增长，且男性更为多见[3]。皮肤松弛症会使虹膜和眼睑之间的空间变小，导致外观变老，还会造成眉外侧过度的皮肤冗余，从而导致上外侧视野的视力逐渐丧失[3,9]。而且，眉外侧下垂可导致眉弓消失，眉形变得扁平。由于额肌不能延伸到眉外侧部，随着年龄增长，眉外侧韧带松弛将导致上睑下垂加重[9]。随着年龄的增长，下睑缘向下移动，加上外眼角的内侧移动，眼睛的形状变得更圆，这种情况在老年人中更为常见[12]。

到 40 岁左右时，患者的外侧眼角开始出现细纹，眼睑下方开始形成泪沟。皮肤上的皱纹逐渐变得明显，色素沉着开始发生，皮肤失去弹性和光泽。这些变化主要是由年龄增长导致的皮肤萎缩、胶原蛋白生成减少，以及皮肤弹性性能变差（胶原蛋白和弹性蛋白排列紊乱）。年龄增长还会导致脂肪减少和重新分布，致使眶周区域的血管显露，眶周区域的皮肤可呈现蓝色[13]。此面颊区域的皮肤冗余还可导致出现后天性颧带[6]。

肤色随年龄变化的特别考量

此外，黑眼圈，也就是眼周的色素过度沉着，通常会给周围人留下劳累、睡眠不足和忧郁的印象，随着患者的年龄增长逐渐成为急需解决的问题。黑眼圈表现为位于眶周区域的皮肤呈半圆形斑点样，颜色从浅褐色到深褐色[14,15]。眶周黑眼圈的诱发因素有很多。其中包括皮肤色素沉着、皮肤松弛、皮肤半透明化所致的底部血管染色[4,16]，以及由泪沟加深所致的空洞化[4]。女性的激素水平变化和月经会加重下眶周区域黑眼圈的紫色外观[16]。女性激素水平变化引发的黄褐斑，以及伴随老年斑出现的皮肤泛黄化都能进一步造成皮肤色素沉着[17]。

Huang 等人[18]提出了一套对眶周皮肤色素沉着程度的分级标准。他们将黑眼圈分为 4 种类型。

- 色素沉着型：眼睛下部的棕色黄斑状皮肤病变。
- 血管型：蓝色、粉色或紫色的黑眼圈，可能伴有眼睑周围水肿。
- 结构型：肤色变化看起来像由面部轮廓形成的阴影所致。
- 混合型：进一步细分为以下几种。
  - 色素化血管。
  - 色素化结构。
  - 血管化结构。
  - 上述三种类型的联合（色素化、血管化和结构化）。

在体格检查中，可通过将患者的皮肤在眼睑部水平拉伸来鉴别是血管还是组织结构引起的下睑部皮肤颜色变化。若拉伸后肤色更深，说明黑眼圈是因皮肤薄，下睑血管增多所致；如果是组织结构原因所致，皮肤拉伸会导致眶周色素沉着因阴影效应而消失[19]。

眶周黑眼圈也可能与下睑部眼袋和皮肤水肿有关。眶周的黑眼圈使眶周出现明显的老龄化外观。

眼眶下部的眼袋可由颧部脂肪垫的下降、眶部脂肪的脱垂、皮肤的松弛与光老化、眼睑部的水肿，以及肌肉频繁活动引起的眼轮匝肌肥大在内的多种因素所致[20]。

一些研究人员认为，遗传是眶周色素沉着的原因之一。一些患者早在儿童时期就可观察到眶周有明显的色素沉着[21]。研究人员还发现，压力、睡眠和休息的缺乏、原发疾病或其并发症等因素也会导致眶周色素沉着量的增加[21]。

眶周皮肤黑色素细胞增多症，也被称为太田痣，是一种先天性的眼眶周围色素沉着。与之相反的是一种后天的继发于激素变化、皮炎和皮肤光老化的 Hori 痣[16]。黑色素细胞增多通常累及颧骨区域，但也可向上延伸累及眼周区域[22,23]。

睫毛的长度、眉毛的浓密程度和分布都对人眼部外观有明显影响。它们能反映出人衰老的迹象，如巩膜和睫毛根之间的距离能够直接影响对人年龄的判断[12]。

脂肪

眶上区包含 3 个主要脂肪垫：腱膜前脂肪垫、眶隔前脂肪垫和帽状腱膜脂肪垫。眶隔位于眶周脂肪垫后方和眶隔前脂肪垫之间。眼轮匝肌后帽状腱膜脂肪垫位于眉毛下方，在眉部外侧部位凸出明显。随着年龄的增长，帽状腱膜脂肪垫向下外侧移动，导致上外侧视野丰满，视力受限[9]。

眶下区也包含 3 个主要脂肪垫：内侧脂肪垫、中央脂肪热和外侧脂肪垫，紧邻眶隔后方[9,24]。隔膜随着患者年龄的增长逐渐松弛，脂肪垫会向下移动，进而出现脱垂[24]，并形成下睑部的眼袋外观[3]。眶周下部脂肪垫中最常见出现凸出的是中央脂肪垫，其次是外侧脂肪垫，内侧脂肪垫凸出情况较少见[3]。

在约 60 岁时，眶下区的脂肪垫开始出现凸出和脱垂，眶周脂肪也会增多，逐渐形成眼睑下部的隆起外观(眼袋)[6]。

另一个导致面部老龄化表现的诱因是面颊区域颧部脂肪垫的下垂[25]。面中部的脂肪组织随着年龄的增长而减少，并受重力的影响逐渐向下移动，这进一步导致了眶周区域的假性凹陷[26]。

眶周下部脂肪突出也可能是由周围肌腱、韧带和筋膜松弛使眼球向下移位使眶前脂肪向下压迫和移位所致[27]。

肌肉和韧带

目前研究已证实，由于肌肉长时间的重复收缩运动，眶周区域的韧带会随着年龄的增长而逐渐松弛，这使得韧带的支持作用和牵拉作用变弱，进而导致上睑部出现下垂[28,29]。

随着患者年龄的增长，肌肉逐渐薄弱化。与其余面部肌肉相比，眼轮匝肌受影响程度较小[30]，主要是面中部和面颊区域会随着年龄增长出现一定的下垂，而眶周区域因眼轮匝肌肌肉力量的保持而无明显变化。

泪腺部的变化也会导致眶周老化。随着年龄的增长，泪腺由于悬吊韧带的支持减弱而开始出现脱垂[9]。

随着年龄的增长，皮下脂肪日渐萎缩，皮肤组织逐渐变薄并因弹性降低而下垂，使得位于眶下区域内侧的泪沟逐渐显露[6]。重力导致的软组织和面颊组织下垂也会使泪沟更明显[3,31]。

此外，面颊部的软组织下垂，以及下眼睑脂肪垫下垂，也会导致鼻唇沟进一步加深[32,33]。

骨

随着女性年龄的增长和绝经期的到来，眶周骨质将会逐渐变薄，导致其在眶周区域体表的痕迹减少，眶部的面积逐渐增加[24,34]。上颌骨有后缩且向后旋转的趋势，与眶下脂肪垫的凸出形成鲜明的对比[9]。

面部老化外界诱因

光老化和紫外线暴露

皮肤暴露在紫外线(UV)下逐渐衰老病变的过程称为皮肤的光老化[6]。面中部因其位置突出而最常受光老化影响，眶周区域同样也会受光老化影响。随着在 UV 下暴露时间的增加，皮肤会出现更多的皱纹，也会逐渐变得粗糙、干燥、松弛和萎缩。此外，皮肤的一些病变，如毛细血管扩张、光化性角化病和色素斑等也会随着皮肤受 UV 照射时间的增加逐渐发生。

皮肤的过度色素沉着可能是先天性的，但更常见的诱因有光老化、药物使用[35]、皮炎或者皮肤敏感[36]。此外，皮肤的创伤也可通过血液的外渗和含铁血黄素在皮损区的沉积导致皮肤色素沉着[4]。以上这些因素都可能促进黑眼圈的形成。

眼睑部的皮肤是人体最薄的部位，厚度只有 0.2mm，因此极易受到 UV 辐射的影响出现皮肤色斑[4]。

紫外线 A(UV-A，低频长波)和紫外线 B(UV-B，中频中波)在皮肤老化中起着重要的作用。UV-A 会造成长波损伤，可达真皮深处或皮肤中间层[17]，导致软组织组织松弛，弹性降低[37]。而 UV-B 会对暴露在外的皮肤造成短波长损伤[17]，影响表皮及皮肤浅层，诱发表皮部的癌前病变[38]。研究发现，与受防晒保护处理的皮肤相比，暴露在阳光下的皮肤出现更多的炎症反应与皮下新生血管形成[39]，受光老化作用的皮肤中的弹性蛋白和胶原蛋白组织结构明显受损[17]。防晒霜的使用在预防皮肤光老化方面十分关键。物理防晒与皮肤接触少，对皮肤刺激较少，与使用防晒霜相比更适用于皮肤较为娇嫩的人群[4]。与肤色较深的人群相比，皮肤白皙的人群更容易受到光老化的影响，他们的皮肤在阳光照射下受到的损伤会更大[17]。

吸烟

已有许多研究表明吸烟会导致早衰，吸烟者早早就出现皱纹和肤色晦暗[40-42]。皮肤过早老化的出现随患者烟龄的增长而增加[43]。

香烟烟雾中含有多种可被皮肤组织细胞吸收的有毒化学物质，这会导致皮肤细胞内自由基的形成[44]。当自由基大量积累时会对细胞有明显的细胞毒性作用。

研究表明，吸烟者眶周区域组织的氧合血红蛋白量明显减少，细胞线粒体功能异常，细胞功能出现异常[44]。一氧化碳是在香烟烟雾中发现的与衰老高度相关的物质。一氧化碳能够减少组织的氧气支配，使相关区域的血流代谢减少，进而导致新生的细胞退化，外表会表现为皮肤皱纹的出现与肤色苍白[44]。

因此，吸烟会损伤人体的皮肤，损伤与皮肤过度暴露于阳光下所致的光老化类似[45]。

值得注意的是，相关研究表明，与单独暴露于上述单一因素相比，同时受日晒和吸烟两种因素作用会更容易使皮肤发生老化[46]。这两种因素在促进皮肤老化中起协同作用[43]。

季节性过敏、刺激物和接触性皮炎

在皮肤过敏，或患有如接触性皮炎或扁平疣等皮肤问题的患者中，眶周区域可能会出现炎症，然后出现炎症后的色素沉着[47,48]。此外，对于皮肤出现过敏症状的患者，持续的眼睛摩擦和皮肤抓挠会导致眶周区域皮肤出现炎症及眼睑水肿，从而使眶周区域出现老龄化外观[16]。

其他外界因素

研究表明，前列腺素类似物等药物用于青光眼患者治疗时，持续使用 3~6 个月会引发眶周皮肤出现色素沉着。停用药物后，皮肤变化则会消失[49]。

研究人员发现，过度暴露在阳光和紫外线辐射下会加重黑眼圈患者的色素沉着[50]。

此外，生活方式也影响着面部老龄化。睡眠不足、压力过大、过量饮酒和吸烟会加重皮肤的色素沉着，从而导致面部衰老[51]。

眶周年轻化技术

已有许多不同类型的技术手段可以实现眶周区域抗衰老和预防衰老，如草药制剂、激光设备、药物注射和外科手术。这些技术手段的出现可以让患者重现年轻化的面容，不再受面部老化问题的困扰。

近些年来，市场上出现的以预防或治疗为目的实现眶周年轻化的外用产品数以千计。大多数情况下，这些非侵入性外用产品主要针对的是皮肤的色素沉着、质地、饱满度的改善及皮肤的补水和防晒。这些皮肤外用产品可以实现对皮肤的日常护理，通常它们与更具侵入性的治疗相结合可以给予患者更佳的皮肤护理效果。详情请阅读第 9 章相关内容。

与皮肤外用药物相比，化学剥脱术、激光、超声波和射频等设备的使用，以及主要包括透明质酸凝胶和肉毒杆菌毒素的注射等方法的侵入性更强，在适当的时间点使用这些方法能够取得很好的疗效。这些方法之间也可以相互结合使用，或者与皮肤外用药物结合使用以取得更佳的疗效。

皮肤磨皮包括化学剥脱术、物理法磨皮（也称为磨皮术）和激光磨皮。皮肤磨皮原理是对不同的皮肤层造成化学、机械或热蚀损伤，刺激受影响的区域，使皮肤在受创后重新愈合以实现更好的平整度与外观。

化学剥脱术

化学剥脱术所使用的化学物质有不同的类型，包括水杨酸、乙醇酸、三氯乙酸、杰斯纳溶液（由间苯二酚、水杨酸和乳酸混于乙醇中制成）、苯酚、贝克戈登配方（由苯酚、自来水、油和巴豆油混合制成）[4,52,53]。

将这些不同的化学物质按不同量混合在一起制备不同的溶液，可以针对不同皮肤深度实现磨皮。根据组分的浓度和使用方法的不同，可以将化学剥脱术分为浅表、中层和深层三个程度[53,54]。

此外，根据磨皮的深度不同，皮肤可以发生不同程度的变化：角质层剥脱、表皮层变薄、胶原重构[55,56]。所有这些效果都发生在使用的化学物质对组织腐蚀化之后[55]。无论其作用的深度如何，磨皮的最终目标都是为了让受光老化影响的皮肤，以及受皱纹、瘢痕和色素沉着影响的皮肤重新年轻化[54]。

浅层磨皮主要作用于表皮层，与深层磨皮相比，对皮肤的刺激较小且出现反应性色素沉着的程度也较轻[54]。磨皮的主要副作用包括皮肤红斑、皮炎、皮肤的刺激感和灼烧感，通常这些副作用都会随时间的推移逐渐消失。浅层磨皮的适应证包括浅表的瘢痕、皮肤的光老化和色素沉着[57]。

在使用浅层化学剥脱术时，通常需要重复多次治疗才能观察到明显的疗效，会花费比中、深层磨皮更长的治疗时间[56]。

中等深度的化学剥脱术通常深达真皮网状层的上部，适用于治疗光老化的皮肤和早期皱纹[53]。它们能促进胶原蛋白再生，在治疗因日晒引起的眶周衰老方面疗效显著[57]。其副作用包括皮肤的结痂、局部炎症、水肿，以及皮肤刺激感和烧灼感[58]。

深层的化学剥脱术可到达真皮网状层的中部，适用于治疗光老化皮肤、深层皱纹，以及光化性角化病等癌前病变[54]。其副作用包括皮肤局部瘢痕的形成、显著的皮肤色素沉着、皮肤质地损伤和下眼睑的外翻。此外，在使用苯酚时可能出现的心脏、肺和肾脏的不良反应[59]。

在用化学剥脱术治疗眶周区域时对眼睛的保护十分重要，使用凡士林可有效保护眼部[54]。治疗时必须时刻注意避免将产品溅到患者面部，以免损伤非治疗部位的皮肤。

物理法磨皮

物理法磨皮的原理是在皮肤浅层形成微小磨损，包括使用马达驱动装置释放氧化铝晶体的微晶磨皮，使用砂纸用手在眶周区域以不同的力度反复磨皮的手动磨皮或电动磨皮[60]。由于眶周区域皮肤很薄且眼睑的运动难以控制等原因不宜使用电动磨皮术进行磨皮。人工手动磨皮可以非常具体地控制所涉及组织的深度和施加在该区域上的作用力，是最适合眶周区域的治疗方法[60]。

激光

激光是最流行、广泛使用的治疗和年轻化眶周区域的方法之一，可分为消融性激光和非消融性激光，前者破坏皮肤表层，使皮肤组织重塑和再生以达到美容效果[61]。然而，这种美容效果是以更多的副作用为代价的。与非消融性激光相比，消融性激光更具侵入性，对组织的伤害也更大。

由于不同的激光具有不同的波长，它们可以作用于不同的发色团和不同的组织深度以用于治疗不同的皮肤损伤。

非消融性激光

非消融性激光包括最常用的脉冲 KTP 激光器(磷酸钛酸钾，波长 532nm)、脉冲染料激光器(波长 585nm)、Nd:YAG 激光器(掺钕钇铝石榴石,波长 1320nm)和二极管激光器(波长 1450nm)[62]。

由于穿透深度较浅,这些激光不会损伤表皮,皮肤能够快速恢复,副作用也最小[52,62]。它们主要通过对表层皮肤组织进行加热而非使表皮层剥脱来达到美容效果。

消融性激光

常用于眶周区域年轻化的消融性激光包括二氧化碳(CO_2)激光(其被认为是眶周年轻化的较好治疗方法)及 Er:YAG 激光[54]。

通常激光治疗应涉及整个面部,以避免面部不同区域间出现明显的分界线。下眼睑区域是一个例外,该区域通常可以单独治疗,治疗后与其他区域间出现明显分界线的可能性很小[52]。

CO_2 激光

CO_2 激光器的波长为 10 600nm,其目标发色团是水[13]。其照射组织表面后使部分组织蒸发,胶原蛋白硬化,部分胶原蛋白再生和沉积,从而使皮肤紧致[54]。因其治疗效果佳且安全,副作用最小,所以被认为是眶周区域治疗的选择之一[54]。

CO_2 激光的主要副作用包括皮肤的应激性反应,如刺激感、红斑、水肿、瘢痕及色素沉着的改变和下眼睑外翻(常见于有眼睑成形术史的患者)[54,63]。

Er:YAG 激光器

Er:YAG 激光器的波长为 2910nm,其目标发色团为水,类似于 CO_2 激光器[54]。然而,由于波长较长,Er:YAG 激光组织穿透力比 CO_2 激光更强,热形成和组织蒸发相比而言也更少[54]。这也是 CO_2 激光被提倡用于表面皱纹,而 Er:YAG 激光更常用来治疗深层皱纹的主要原因[64,65]。在眶周区域,两者治疗浅表和深部皱纹的效果是一样的[66]。

Er:YAG 激光与 CO_2 激光相比的优点包括以下几个方面:①由于汽化和皮肤间热形成强度的降低,皮肤刺激性反应的发生率有所降低[54];②Er:YAG 激光对胶原蛋白的效果较弱,所以需要更多的疗程来达到目标效果,但同时恢复更快。

点阵激光

这种方法使用消融性或非消融性激光,但不是对整个受老化影响的区域造成热损伤,而是针对微激光光斑照射下的部分皮肤,光斑之间的皮肤不受影响[54]。当使用非消融性激光时,皮肤的完整性会被保持[67];当使用消融性激光时,表皮会脱落并受到刺激以愈合。

与连续激光相比，使用点阵激光的优点包括因大部分皮肤保持完整而获得的更快的恢复速率，以及对快速诱导治疗区域和部分周围皮肤的再上皮化[54]。此外，当激光只针对光斑下一小部分皮肤时，可以穿透得稍深一些，从而产生更好的针对性热损伤，使皮肤更加紧致和胶原蛋白再生更强[67]。

点阵激光引起的副作用与连续激光类似，但通常范围较小，持续时间较短。使用点阵激光的一个明显的缺点是，为了达到预期的效果，需要间隔 4 周进行多次治疗。

射频设备

利用射频设备改善面部老化的治疗原理是依靠真皮层产生热量并将能量传递到皮肤表面。它们可以使胶原蛋白再生，使皮肤中已经存在的胶原蛋白收缩，从而减少皱纹，让外观年轻化[68]。射频设备与非消融性激光作用效果相似，但用该设备治疗见效更快，副作用也与非消融性激光疗法相似[62]。

注射物

填充物

随着年龄的增长，面部某些区域的组织容量减少，特别是眶周区域会受到这一过程的影响而出现泪沟的加深和眼周韧带的松弛。为了改善这种容量的损失，通常会注射一些物质来填补面部因衰老而产生的空隙和凹陷。这样可以让患者看起来更年轻，面部整体轮廓也更加饱满。

最常用的疗效较好且有抗老化功能的物质是透明质酸。对于有经验的医生而言，其在眶周区域的年轻化治疗中十分有帮助。

透明质酸是一种糖胺聚糖，存在于人类皮肤、滑膜液和眼睛玻璃体液中[54]。它是一种能快速吸附水直到水被降解的分子。这使得其在面部可以一直保持相应的体积，直到被完全降解[54]。常见的注射部位包括眉部、上眼睑区域和泪沟区域。

注射时使用少量的透明质酸以避免过度纠正十分关键。此外，面中部的注射填充会减小泪沟的深度，使眶周区域注射所需的透明质酸量减少，如果要注射面中部区域，应该在治疗眶周区域之前进行[54]。

常见的透明质酸注射填充的副作用包括皮肤瘀斑、红斑和轻度水肿，这在任何面部的注射时都有可能出现。更严重的副作用包括填充物误注射入血管中所致的血管栓塞及局部组织坏死。在眶周区域，这种情况尤其需要注意，眼动脉的栓塞可导致永久性失明[52]。值得庆幸的是，这种严重的副作用较为少见，有经验的医生能够规避这类不良反应。

肉毒杆菌

肉毒杆菌毒素是应用最广泛的注射剂之一,在面部,特别是眶周区域疗效甚佳[54]。由于肉毒素注射的不可逆性,在注射之前对患者的教育十分重要。肉毒杆菌毒素注射后疗效平均能够持续 6 个月,之后必须再次进行注射治疗。

在眶周区域,肉毒杆菌毒素可以用来减少皮肤皱纹,也可以用来重塑眉毛,增大睑裂,消除外眦部的鱼尾纹[54]。

肉毒杆菌毒素的使用禁忌证包括与乙酰胆碱释放或再摄取障碍相关的神经系统疾病,如 Lambert-Eaton 综合征、重症肌无力和肌萎缩侧索硬化等[54]。

肉毒杆菌毒素注射的副作用包括注射部位的疼痛、皮肤红斑或瘀斑、头痛[52]、眉毛或眼睑的下垂,以及眶周区域的面部不对称[69]。

外科手术

眶周区域有不同的手术方法可供选择。眼睑成形术是最常见的美容手术。上睑和下睑成形术在手术方法和适应证上有显著差异。上眼睑成形术主要是重建与年轻时一致的上睑体积，而下睑成形术的目的是在下睑和面颊之间创造一个更平滑的过渡曲线。

提眉术的目的是纠正眉部的位置,平整额部的皱纹或外眦部的鱼尾纹。

自体脂肪移植使用患者自体的脂肪,经处理后可注射至上睑部位,更常见的是注射到下睑部位进行容量补充。

各种手术技术将在第 8 章中进一步讨论。

小结

面部衰老是一个内在因素和外在因素共同作用的过程，每一个因素在不同的区域起着不同的作用。眶周区域在面部衰老过程中十分重要。早在面部其他部位开始显示衰老迹象之前,眶周区域的老化就会使患者对自己的外貌产生不满。

人们对眶周区域的关注度往往较高,眶周区域能够快速反应出由缺乏睡眠、压力、紫外线暴露和吸烟等原因所致的面部衰老。

面部衰老主要的内在因素包括骨质的改变、脂肪的下垂和容量的减少、皮肤色素沉着的改变及眶周区域韧带和肌腱的松弛。这些因年龄增长自然衰老所出现的变化不由患者所控制,但可以通过避免暴露于面部衰老相关因素和治疗基础疾病,对由外部因素(包括吸烟、光老化、过敏反应)和各种皮肤问题引起的眶周衰老进行控制。由于眶周区域与衰老过程如此密切相关,其一直是研究和开发年轻化新技术的关注点。有许多方法可以逆转随着年龄增长而发生的老化,即使不能完全逆转,在一定程度上也可以有所改善。这些方法包括外用产品治疗、化学剥脱术、激光和射频设备治疗、药物注射治疗及外科手术。这些方法都有不错的疗效,有时还可以组合使用。

医生将决定为患者治疗所用的方法,需要与患者充分说明治疗部位的重要性及所选用方法的针对性以确保患者对治疗满意。

参考文献

1. Volpe CR, Ramirez OM. The beautiful eye. Facial Plast Surg Clin North Am. 2005;13(4):493–504.
2. Robson KS. The role of eye-to-eye contact in maternal-infant attachment. J Child Psychol Psychiatr. 1967;8(1):13–25.
3. De Biasio F, et al. Study on the aging dynamics of the periorbital region: from observation to knowledge of physiopathology. Ophthalmic Plast Reconstr Surg. 2019;35(4):333–41.
4. Bucay VW, Day D. Adjunctive skin care of the brow and periorbital region. Clin Plast Surg. 2013;40(1):225–36.
5. Nkengne A, et al. Influence of facial skin attributes on the perceived age of Caucasian women. J Eur Acad Dermatol Venereol. 2008;22(8):982–91.
6. Buchanan DR, Wulc AE. Contemporary thoughts on lower eyelid/midface aging. Clin Plast Surg. 2015;42(1):1–15.
7. Guyuron B, et al. Factors contributing to the facial aging of identical twins. Plast Reconstr Surg. 2009;123(4):1321–31.
8. Rexbye H, et al. Influence of environmental factors on facial ageing. Age Ageing. 2006;35(2):110–5.
9. Kashkouli MB, et al. Periorbital facial rejuvenation; applied anatomy and pre-operative assessment. J Curr Ophthalmol. 2017;29(3):154–68.
10. Lambros V. Observations on periorbital and midface aging. Plast Reconstr Surg. 2007;120(5):1367–76. Discussion 1377
11. Owsley JQ, Roberts CL. Some anatomical observations on midface aging and long-term results of surgical treatment. Plast Reconstr Surg. 2008;121(1):258–68.
12. Prantl L, et al. Female eye attractiveness—Where beauty meets science. J Craniomaxillofac Surg. 2019;47(1):73–9.
13. Manuskiatti W, Fitzpatrick RE, Goldman MP. Treatment of facial skin using combinations of CO2, Q-switched alexandrite, flashlamp-pumped pulsed dye, and Er:YAG lasers in the same treatment session. Dermatol Surg. 2000;26(2):114–20.
14. Freitag FM, Cestari TF. What causes dark circles under the eyes? J Cosmet Dermatol. 2007;6(3):211–5.
15. Roh MR, Chung KY. Infraorbital dark circles: definition, causes, and treatment options. Dermatol Surg. 2009;35(8):1163–71.
16. Sarkar R, et al. Periorbital hyperpigmentation: a comprehensive review. J Clin Aesthet Dermatol. 2016;9(1):49–55.
17. Callaghan TM, Wilhelm KP. A review of ageing and an examination of clinical methods in the assessment of ageing skin. Part 2: Clinical perspectives and clinical methods in the evaluation of ageing skin. Int J Cosmet Sci. 2008;30(5):323–32.
18. Huang YL, et al. Clinical analysis and classification of dark eye circle. Int J Dermatol. 2014;53(2):164–70.
19. Friedmann DP, Goldman MP. Dark circles: etiology and management options. Clin Plast Surg. 2015;42(1):33–50.

20. Goldberg RA, et al. What causes eyelid bags? Analysis of 114 consecutive patients. Plast Reconstr Surg. 2005;115(5):1395–402. Discussion 1403–4
21. Goodman RM, Belcher RW. Periorbital hyperpigmentation. An overlooked genetic disorder of pigmentation. Arch Dermatol. 1969;100(2):169–74.
22. Cho S, et al. Acquired bilateral nevus of Ota-like macules mimicking dark circles under the eyes. J Cosmet Laser Ther. 2010;12(3):143–4.
23. Hori Y, et al. Acquired, bilateral nevus of Ota-like macules. J Am Acad Dermatol. 1984;10(6):961–4.
24. Scheuer JF, 3rd, Matarasso A, Rohrich RJ. Optimizing male periorbital rejuvenation. Dermatol Surg. 2017;43 Suppl 2:S196–202.
25. Goldberg RA. The three periorbital hollows: a paradigm for periorbital rejuvenation. Plast Reconstr Surg. 2005;116(6):1796–804.
26. Rohrich RJ, Pessa JE, Ristow B. The youthful cheek and the deep medial fat compartment. Plast Reconstr Surg. 2008;121(6):2107–12.
27. de la Plaza R, Arroyo JM. A new technique for the treatment of palpebral bags. Plast Reconstr Surg. 1988;81(5):677–87.
28. Mendelson BC. Surgery of the superficial musculoaponeurotic system: principles of release, vectors, and fixation. Plast Reconstr Surg. 2001;107(6):1545–52. Discussion 1553–5, 1556–7, 1558–61.
29. Kikkawa DO, Lemke BN, Dortzbach RK. Relations of the superficial musculoaponeurotic system to the orbit and characterization of the orbitomalar ligament. Ophthalmic Plast Reconstr Surg. 1996;12(2):77–88.
30. Pottier F, El-Shazly NZ, El-Shazly AE. Aging of orbicularis oculi: anatomophysiologic consideration in upper blepharoplasty. Arch Facial Plast Surg. 2008;10(5):346–9.
31. Alghoul M, Codner MA. Retaining ligaments of the face: review of anatomy and clinical applications. Aesthet Surg J. 2013;33(6):769–82.
32. Muzaffar AR, Mendelson BC, Adams WP Jr. Surgical anatomy of the ligamentous attachments of the lower lid and lateral canthus. Plast Reconstr Surg. 2002;110(3):873–84. Discussion 897–911
33. Wong CH, Hsieh MK, Mendelson B. The tear trough ligament: anatomical basis for the tear trough deformity. Plast Reconstr Surg. 2012;129(6):1392–402.
34. Glowacki J. Impact of postmenopausal osteoporosis on the oral and maxillofacial surgery patient. Oral Maxillofac Surg Clin North Am. 2007;19(2):187–98, vi.
35. Sun CC, et al. Naevus fusco-caeruleus zygomaticus. Br J Dermatol. 1987;117(5):545–53.
36. Balkrishnan R, et al. Development and validation of a health-related quality of life instrument for women with melasma. Br J Dermatol. 2003;149(3):572–7.
37. Cavarra E, et al. UVA light stimulates the production of cathepsin G and elastase-like enzymes by dermal fibroblasts: a possible contribution to the remodeling of elastotic areas in sun-damaged skin. Biol Chem. 2002;383(1):199–206.
38. Hachiya A, et al. Mechanistic effects of long-term ultraviolet B irradiation induce epidermal and dermal changes in human skin xenografts. Am J Pathol. 2009;174(2):401–13.
39. Kligman LH, Kligman AM. The nature of photoaging: its prevention and repair. Photodermatology. 1986;3(4):215–27.
40. Ernster VL, et al. Facial wrinkling in men and women, by smoking status. Am J Public Health. 1995;85(1):78–82.
41. Frances C. Smoking and the skin. Int J Dermatol. 1992;31(11):779–80.
42. Frances C. Smoker's wrinkles: epidemiological and pathogenic considerations. Clin Dermatol. 1998;16(5):565–70.
43. Yin L, Morita A, Tsuji T. Skin aging induced by ultraviolet exposure and tobacco smoking: evidence from epidemiological and molecular studies. Photodermatol Photoimmunol Photomed. 2001;17(4):178–83.
44. Fan GB, Wu PL, Wang XM. Changes of oxygen content in facial skin before and after cigarette smoking. Skin Res Technol. 2012;18(4):511–5.
45. Pavlou P, et al. In-vivo data on the influence of tobacco smoke and UV light on murine skin. Toxicol Ind Health. 2009;25(4–5):231–9.
46. Kadunce DP, et al. Cigarette smoking: risk factor for premature facial wrinkling. Ann Intern Med. 1991;114(10):840–4.

47. Ing EB, et al. Periorbital hyperpigmentation and erythema dyschromicum perstans. Can J Ophthalmol. 1992;27(7):353–5.
48. Sardana K, et al. Periorbital hyperpigmentation mimicking fixed drug eruption: a rare presentation of erythema dyschromicum perstans in a paediatric patient. J Eur Acad Dermatol Venereol. 2006;20(10):1381–3.
49. Sodhi PK, Verma L, Ratan SK. Increased periocular pigmentation with ocular hypotensive lipid use in African Americans. Am J Ophthalmol. 2004;137(4):783.
50. Newcomer VD, Lindberg MC, Sternberg TH. A melanosis of the face ("chloasma"). Arch Dermatol. 1961;83:284–99.
51. Ranu H, et al. Periorbital hyperpigmentation in Asians: an epidemiologic study and a proposed classification. Dermatol Surg. 2011;37(9):1297–303.
52. Glaser DA, Patel U. Enhancing the eyes: use of minimally invasive techniques for periorbital rejuvenation. J Drugs Dermatol. 2010;9(8 Suppl ODAC Conf Pt 2):s118–28.
53. Rubin MG. Chemical peels. Procedures in cosmetic dermatology. Amsterdam: Elsevier; 2006. p. 1–12.
54. Glaser DA, Kurta A. Periorbital rejuvenation: overview of nonsurgical treatment options. Facial Plast Surg Clin North Am. 2016;24(2):145–52.
55. Landau M. Chemical peels. Clin Dermatol. 2008;26(2):200–8.
56. Jackson A. Chemical peels. Facial Plast Surg. 2014;30(1):26–34.
57. Hassan KM, Benedetto AV. Facial skin rejuvenation: ablative laser resurfacing, chemical peels, or photodynamic therapy? Facts and controversies. Clin Dermatol. 2013;31(6):737–40.
58. Brodland DG, et al. Depths of chemexfoliation induced by various concentrations and application techniques of trichloroacetic acid in a porcine model. J Dermatol Surg Oncol. 1989;15(9):967–71.
59. Nikalji N, et al. Complications of medium depth and deep chemical peels. J Cutan Aesthet Surg. 2012;5(4):254–60.
60. Brauer JA, Patel U, Hale EK. Laser skin resurfacing, chemical peels, and other cutaneous treatments of the brow and upper lid. Clin Plast Surg. 2013;40(1):91–9.
61. Shook BA, Hruza GJ. Periorbital ablative and nonablative resurfacing. Facial Plast Surg Clin North Am. 2005;13(4):571–82, vii.
62. Alexiades-Armenakas MR, Dover JS, Arndt KA. The spectrum of laser skin resurfacing: nonablative, fractional, and ablative laser resurfacing. J Am Acad Dermatol. 2008;58(5):719–37. Quiz 738–40
63. Bae-Harboe YS, Geronemus RG. Eyelid tightening by CO2 fractional laser, alternative to blepharoplasty. Dermatol Surg. 2014;40(Suppl 12):S137–41.
64. Fitzpatrick RE, Rostan EF, Marchell N. Collagen tightening induced by carbon dioxide laser versus erbium: YAG laser. Lasers Surg Med. 2000;27(5):395–403.
65. Bisson MA, Grover R, Grobbelaar AO. Long-term results of facial rejuvenation by carbon dioxide laser resurfacing using a quantitative method of assessment. Br J Plast Surg. 2002;55(8):652–6.
66. Caniglia RJ. Erbium:YAG laser skin resurfacing. Facial Plast Surg Clin North Am. 2004;12(3):373–7, vii.
67. Carniol PJ, Hamilton MM, Carniol ET. Current status of fractional laser resurfacing. JAMA Facial Plast Surg. 2015;17(5):360–6.
68. Fitzpatrick R, et al. Multicenter study of noninvasive radiofrequency for periorbital tissue tightening. Lasers Surg Med. 2003;33(4):232–42.
69. Erickson BP, et al. The role of neurotoxins in the periorbital and midfacial areas. Facial Plast Surg Clin North Am. 2015;23(2):243–55.

第 3 章

眼部药物的使用对眶部脂肪和美学形态的影响

Tarek Shaarawy, Amr Aref

在本章中将讨论包括人工泪液和青光眼治疗眼药中所含的防腐剂、青光眼治疗药物中的活性成分及球周注射的类固醇在内的各种眼药对眼部美观或眶部脂肪的影响。

不同滴眼液中防腐剂的不良反应

干眼症(DED)是一种由多种因素诱发的眼部疾病，可导致眼部的不适感、视觉障碍和泪膜的不稳定，对角结膜有潜在损害。DED 会随着泪膜渗透压的增大和眼表亚急性炎症的增加而出现[1]。对眼表的刺激，包括环境和遗传因素、感染、内源性应激和抗原是其主要的诱发因素。促炎症细胞因子、趋化因子和基质金属蛋白酶导致的自反应性辅助 T 细胞的扩增，并渗透到眼表和泪腺，造成眼表面的损伤和慢性炎症也是其诱因之一[2]。DED 有多种治疗方案，包括使用人工泪液(AT)、抗炎药、免疫调节剂、封堵器和避免接触环境中的诱因[3]。截至目前，DED 最常用的治疗是使用 AT。除此之外，大量以不同比例组合几种特定的组分，如甘油、聚乙烯醇、丙二醇、羟丙基瓜尔胶、卡波姆、纤维素衍生物和透明质酸钠制备的药物也可用于 DED 的治疗。AT 可有低、中、高三种黏稠度。大多数 AT 中均含有防腐剂以保证药物无菌。防腐剂作为非特异性清洁剂，通过氧化机制杀灭细菌和其他微生物，但同时其也会对眼表的细胞造成损害。研究还表明，它们会影响隐形眼镜的物理性质、眼部小梁网结构和视网膜。尽管苯扎氯铵(BAK)被认为具有最强的细胞毒性，但它仍是眼科用滴眼液中里最常使用的防腐剂。但是,新的防腐剂,如 Purite 或 Polyquad,对眼表细胞的毒性和致炎作用也不弱于苯扎氯铵[4]。

治疗青光眼的医用滴眼液中,除治疗成分外也含有各种添加剂。添加剂的使用有助于滴眼液的制备、提高整个溶液体系的稳定及产品安全性。常用的添加剂包括增溶剂、增稠剂、均衡剂、防腐剂、缓冲剂和稳定剂。眼部治疗的不良反应由滴眼液中的主要活性物质及添加剂引起,特别是防腐剂。防腐剂是一种能延长药物保质期的添加剂。防腐剂可能具有抑菌或杀菌的特性,并可提高产品的透明度。大多数防腐剂可作为表面活性剂,破坏细菌细胞膜的稳定。同时这种作用也会破坏细胞膜,抑制细胞生长,减少细胞黏附性。因此,防腐剂会损伤正常的角膜和结膜细胞,导致眼表疾病(OSD)。OSD 的典型临床特征有泪液量不足、继发于泪液质量差的不稳定泪膜、眼表完整结构受损、眼部干燥、畏光、眼疲劳、视力受损及眼部出现刺激感、灼烧感、异物感。OSD 具体包括浅表点状角膜炎、角膜糜烂、结膜过敏、结膜充血和前房炎症[5,6]。OSD 症状往往很严重,极大地影响患者的生活质量和工作能力[7]。使用抗青光眼滴眼液的患者,Schirmer 测试得分较低,泪液破裂时间缩短可能是其 OSD 的诱因。许多青光眼治疗用药物使用 BAK 作为防腐剂。其他组分包括有对羟基苯甲酸酯、三氯叔丁醇、亚氯酸钠、硼酸+山梨醇+氯化锌的固定组合。不良反应常常由 BAK 引发。此外,BAK 与白内障手术后黄斑水肿有关[8]。有许多化合物都可以引起表面点状角膜炎,但大部分情况下 BAK 是诱因[9]。当这种情况发生时,改用不含 BAK 作为防腐剂的滴眼液或不含防腐剂的滴眼液(单位剂量滴眼液容器或滤膜滴眼液瓶)会改善症状。例如,将含有 BAK 的拉坦前列素制剂改为不含防腐剂的拉坦前列素制剂,在眼内压(IOP)保持稳定的情况下,42.9%的患者角膜上皮功能障碍得到改善[10]。患者联合用药治疗时需要注意尽量减少含苯扎氯铵药物的使用通常可以改善眼表的相关症状。BAK 在体外和体内的毒性已被证实[11]。浓度为 0.007%的 BAK 可在 2 分钟内诱导 50%的上皮细胞裂解死亡[12]。大量报道表明,长期使用 BAK 作为防腐剂的外用眼药可能会加重 OSD 相关的症状,并对结膜和角膜产生不良影响。这些影响包括诱发亚临床症状型炎症、角膜上皮屏障功能的降低、泪膜不稳定性的增加及眼部出现干燥和刺激的频率升高[7]。BAK 主要通过直接的细胞毒性机制发挥其损害作用,该损害作用随着与 BAK 接触时间的增加而逐渐累积[13]。与 BAK 相比,多季铵盐对角膜细胞的细胞毒性更小,对细胞间连接的破坏效果也更弱[14]。

青光眼滴眼液中主要组分的不良反应

青光眼是一种慢性进行性疾病，患者视网膜神经节细胞会发生退化，随后视野逐渐缩小。青光眼治疗的最终目的是阻止视野缺损的恶化。降低IOP是唯一被证实可以防止视力缺损进展的治疗方法[15,16]。滴眼液、口服药物、激光治疗和外科手术都是目前被用于降低青光眼患者IOP的治疗方法。在这些治疗方法中，局部治疗因具有最佳疗效且不良反应发生率最低被作为首选方法。用于治疗青光眼的滴眼液通过帮助眼睛更好地排出液体，减少眼睛产生的液体量来降低IOP。目前用于治疗青光眼的降眼压药物包括拟副交感神经药物、拟交感神经药物、β受体阻滞剂、碳酸酐酶抑制剂、前列腺素类似物、α-肾上腺素能激动剂和rho激酶抑制剂。针对需要不止一种药物治疗的患者可采用联合药物治疗。这些药物的不良反应一般分为眼部的不良反应和全身性不良反应。下面将详细介绍每种滴眼液的不良反应。

前列腺素类似物

前列腺素可通过加快葡萄膜巩膜液体流出量降低眼压。目前可用的前列腺素类似物包括拉坦前列素、曲伏前列素、比马前列素和他氟前列素。它们通常是最先被使用的治疗药物，它们在降低IOP方面的疗效受业内广泛认可，极少引发全身性的不良反应，而且每天只需要给药一次，十分便捷。异丙基诺前列酮是一种前列腺素类似物，通过不同的机制降低IOP，与其他前列腺素类似物相比，其降低IOP的效果更好，不良反应发生率更低。

眼部不良反应

结膜过敏、结膜充血、角膜疾病和睑缘炎是眼局部使用含前列腺素类似物滴眼液治疗的典型不良反应。使用这些药物的患者可能会出现睫毛的长度、厚度及数量的变化，眼睑部的色素沉着[17]，虹膜色素沉着[18]，上眼睑沟的加深(DUES)[19]等不良反应。

在使用前列腺素类似物治疗的早期，患者有时会出现强烈的结膜充血，但随着时间的推移，这种充血会逐渐减少。包含几个系统评价的一项Meta分析结果显示，拉坦前列素组结膜充血发生率明显低于曲伏前列素组(优势比=0.512)和比马前列素组(优势比=0.32)[20]。另一项Meta分析的结果显示，比马前列素组患者与拉坦前列素组(相对风险=1.70)和曲伏前列素组(相对风险=1.19)患者相比，更容易发生结膜充血[21]。此外,拉坦前列素的使用诱发结膜充血的概率是曲伏前列素的 1.45 倍。另一方面,其他系统评价的结果也显示,使用曲伏前列素(相对风险=5.71)或比马前列素(相对风险=1.59 倍)与拉坦前列素相比更容易发生结膜充血。与比马前列素相比,曲伏前列素发生结膜充血的可能性更小(相对风险=0.82 倍)[22]。对当前使用拉坦前列素的患者结膜充血进行评估与分级。药物方案保持不变或患者从拉坦前列素改为比马前列素或曲伏前列素。12 周后,3 种不同滴眼液使用组结膜充血变化评分无差异[23]。结膜充血的发生率在不同的前列腺素类似物之间有所不同,使用比马前列素比使用其他前列腺素类似物更常出现结膜充血。

在使用不同的前列腺素类似物后,睫毛的长度及数量发生变化的概率也可能不同。在一项研究中,在只有一只眼使用前列腺素类似物时,使用比马前列素、曲伏前列素、拉坦前列素和他氟前列素的眼中,睫毛的长度延长和数量增加的频率分别增加了 54%、46%、26%和 46%。不同药物间的差异无统计学意义[20]。在另一项研究中,对只有一只眼使用拉坦前列素的患者用药后下眼睑睫毛长度的变化进行了测量。治疗眼的睫毛长度为(6.95±0.91)mm,未接受治疗的眼的睫毛长度为(5.83±0.76)mm,差异有统计学意义[24]。一项研究中将含有和不含比马前列素的药物凝胶应用于上睑部[25]。每天涂抹直至 6 周后,将最长的睫毛的长度与作为基线时测量的长度进行比较。比马前列素使用组的睫毛长度为(2.0±1.5)mm,明显大于未使用比马前列素组(对照组)的睫毛长度(1.1±1.1)mm。在另一项研究中,在兔模型中将 4 种不同的前列腺素分为 4 组应用各 1 个月[26]。比马前列素组和他氟前列素组的兔睫毛明显变长,而曲伏前列素组和拉坦前列素组的睫毛长度没有明显变化。Casson 和 Selva 报道了一例因长期使用拉坦前列素导致上睑睫毛过长阻碍视野需要进行双侧眼睑前板层移位术的患者[27]。睫毛长度的增加在比马前列素应用组中尤为显著。因此,目前比马前列素已经作为睫毛增长剂用于美容[28]。

所有的前列腺素类似物对眼睑的色素沉着有相似的影响。目前已知的是黑色素水平的显著增加会导致眼睑色素沉着。酪氨酸酶参与了黑色素的合成,酪氨酸酶活性的增强被认为是导致眼睑色素沉着的原因[20]。虹膜色素沉着常见于欧洲和美国的虹膜为绿棕色、黄棕色、蓝棕色或混合色的人群[29]。

2004 年,Peplinski 和 Albiani Smith 首次报道了前列腺素类似物使用后出现 DUES 沟加深。他们报道了 3 例单独使用比马前列素治疗出现 DUES 和皮肤松弛的病例,这可能是由比马前列素对 Müller 肌的影响所致[30]。在另一项研究中,5 例患者每日单侧使用0.03%浓度的比马前列素进行治疗，患者出现DUES、明显的眼球内陷及皮肤松弛。研究人员推测，结膜前和眶深部的脂肪萎缩是眶周改变的原因。研究人员发现，在开始使用比马前列素治疗前未发现上述这些改变。在可以停药的患者中，停药后3~6个月可观察到上述临床症状部分或完全逆转[31]。Romano及其同事发现比马前列素可引起平滑肌收缩[32]。部分前列腺素相关眶周病(PAP)患者出现巩膜下缘的暴露可能与下睑平滑肌收缩相关。人体的脂肪细胞数量从出生到青年期不断增加，然后保持相对稳定[33]。因此，每个脂肪细胞的脂质量决定了一个人中年以后的外貌。

脂肪代谢受到激素变化的显著调控，包括胰岛素、儿茶酚胺和利钠肽，以及旁分泌因子(如细胞因子、腺苷和前列腺素)[34]。有研究者认为，前列腺素受体部分介导了比马前列素的药理作用，在前列腺素受体基因敲除小鼠中，缺乏IOP反应证明了这一点[35]。在一些细胞系中，前列腺素受体的激活能够抑制脂肪细胞特异性基因的表达，从而抑制前体脂肪细胞的分化，抑制脂滴的积累[36]。此外，前列腺素受体激动剂可下调脂肪酸结合蛋白的表达，该蛋白对于脂肪细胞摄取游离脂肪酸和合成甘油三酯尤为重要[37]。此外，一项在雄性猕猴上局部使用0.1%浓度比马前列素的药代动力学研究发现，眼睑标本中比马前列素的浓度是泪液中浓度的2000多倍，是虹膜和睫状体中的浓度16倍之多，说明药物的吸收主要发生在眶周[38]。不同的前列腺素类似物使用后发生DUES的概率不同。前列腺素F2α亚型能抑制脂肪的生成[39]。因此，研究人员认为前列素类似物的使用减少了眼眶脂肪量，导致了DUES。在一项研究中，研究人员对患者的一只眼睛使用前列腺素类似剂，而另一只眼睛不治疗作为对照，拍摄面部照片并使用评分对其进行评估。使用比马前列素、曲伏前列素、拉坦前列素和他氟前列素的患者中分别有60%、50%、24%和18%出现DUES[22]。使用比马前列素和曲伏前列素患者的DUES发生率显著高于使用拉坦前列素和他氟前列素的患者。比马前列素使用组评分风险比增加3.67倍，曲伏前列素使用组评分风险比增加3.34倍，拉坦前列素使用组评分风险比增加1.42倍[40]。

有报道称有患者在使用拉坦前列素后，角膜上皮疱疹出现复发并恶化[41]。因此，在给有这些既往病史的患者开具前列腺素类似物处方时应当谨慎。白内障手术术后使用拉坦前列素的患者中也有出现黄斑水肿的报道[42]。需要注意的是，在这些病例中，血眼屏障在白内障手术中遭到破坏。目前，常规白内障手术术后无须停用前列腺素类似物，但在术中出现血眼屏障受损时应考虑停止使用前列腺素类似物。

β 受体阻滞剂

含有 β 受体阻滞剂的滴眼液可能会同时含 α1 受体阻滞剂和 β 受体阻滞剂，两者降低 IOP 的机制有所不同。β 受体阻滞剂调控房水生成，而 α1 受体阻滞剂会加快葡萄膜巩膜的引流。目前可用的 β 受体阻滞剂有噻吗洛尔、卡替洛尔、倍他洛尔和美替洛尔。唯一可用的 α1 受体阻滞剂与 β 受体阻滞剂的联合滴眼液是尼普拉地洛和左布诺洛尔。使用后可能会导致低血压、心动过缓和疲劳等副作用。β 受体阻滞剂能加重支气管平滑肌痉挛，引起气道阻力增加，从而诱发或加重哮喘。此外，β 受体阻滞剂会减少心脏的心输出量，这可能会降低脉搏和(或)减慢运动时心脏的反应速度。罕见的副作用包括性欲减退和抑郁症。可以通过在用药后闭目养神来减少 β 受体阻滞剂的全身性不良反应，这是因为闭眼会阻止药物进入泪液引流管，防止药物进入体循环。

眼部不良反应

β 受体阻滞剂的眼部不良反应包括结膜过敏、结膜充血、角膜上皮损伤、眼睑炎和眼睑脓肿。此外，由于倍他洛尔的局部麻醉作用，角膜敏感性可能会降低，导致反射性流泪减少，从而使角膜上皮损伤。卡替洛尔具有拟交感神经活性，故使用此药不会导致角膜敏感性降低。因此，使用卡替洛尔致角膜上皮损伤的病例少于噻吗洛尔[43]。此外，噻吗洛尔不含防腐剂。

α 受体激动剂

α 受体激动剂通过控制房水的形成和增加葡萄膜巩膜的引流来降低 IOP[44]。目前可用的交感神经 α2 受体激动剂有溴莫尼定和阿可乐定。与长期使用交感神经 α2 受体激动剂有关的全身性不良反应包括血压和脉搏下降、嗜睡、眩晕及口干[45]。

眼部不良反应

与长期使用交感神经 α2 受体激动剂有关的眼部不良反应包括结膜充血、瞳孔扩大和过敏性结膜炎[46]。Alphagan P 眼药水有一种可分解为天然泪液成分的防腐剂，对其他眼药水中的防腐剂有过敏反应的患者可能更容易接受 Alphagan P 滴眼液。

碳酸酐酶抑制剂

碳酸酐酶抑制剂(CAI)通过抑制睫状体上皮细胞碳酸酐酶活性，从而减少房水生成来降低 IOP。乙酰唑胺是一种内源性碳酸酐酶抑制剂，迄今为止已经被广泛应用于临床，但与此同时不良反应的发生率也居高不下，包括手指和唇周围的感觉障碍、尿频、倦怠、厌食、体重减轻、泌尿系结石（肾结石）、代谢性酸中毒、造血功能障碍、酸中毒及造血细胞抑制性贫血[47]。

多佐胺和布林佐胺滴眼液是局部使用的，因此很少出现全身性不良反应。

眼部不良反应

与碳酸酐酶抑制剂有关的眼部不良反应包括结膜过敏、角膜上皮损伤、眼睑炎、重症多形红斑和中毒性表皮坏死溶解症[48]。多佐胺是无色透明的液体，并且呈酸性（pH 值为 5.5~5.9），通常会刺激眼部。因为眼内透光性稍差，接受布林佐胺治疗的患者经常出现异物感和视力模糊[49]。此外，角膜内皮细胞中含有碳酸酐酶，角膜内皮疾病患者应慎用此药[50]。

拟副交感神经药物，胆碱能药物（缩瞳剂）

当副交感神经受到刺激时，睫状肌会收缩，随后向后牵拉巩膜以打开小梁网状结构，促使房水排出，IOP 也随之下降。在闭角型青光眼中，拟副交感神经药物导致括约肌收缩瞳孔缩小、虹膜变平，打开了房角，房水从小梁网中排出，降低了 IOP。目前可用的一种拟副交感神经药物是毛果芸香碱，每天需要服用 4 次，使用这种药物的患者常常发生不良反应。因此，这种药物的使用比较少，一般仅仅是在没有其他替代药物时使用。全身脏器的副交感神经系统活动的增加可能导致分泌腺活动增加，并对平滑肌造成压力。因此，会出现流口水、出汗、腹泻、恶心、呕吐、胃痛、哮喘、心动过缓、幻觉和抑郁等症状。市面上缩瞳剂的规格有以下几种，盐酸毛果芸香碱（1%、2%、4%浓度）、卡巴胆碱（0.75%、1.5%、3%浓度）和 4%浓度的盐酸毛果芸香碱凝胶。

眼部不良反应

与拟副交感神经药物有关的眼部不良反应包括瞳孔缩小、视野收缩和夜间视力下降[51]。由于睫状肌的压力也可能发生近视，患者可能会视物模糊。此外，也可能发生眼部丘疹、白内障和视网膜脱落。

Rho 激酶抑制剂

奈他地尔是一种新型治疗青光眼的药物，可增加眼内液的引流，在美国被批准用于降低开角型青光眼或眼压过高患者的 IOP。它是一种 Rho 激酶（ROCK）抑制剂，主要通过增加小梁流出量来降低 IOP，统计学分析显示，使用该药后平均 IOP 较基线有着明显的下降，对降低夜间和日间 IOP 均有明显效果。在对高 IOP 患者进行的 3 个第三阶段临床试验中，基线 IOP 低于 25mmHg（1mmHg≈0.133kPa）的患者在 3 个月的时间内，每日使用一次 0.02%奈他地尔的降压效果不低于每日两次 0.5%噻吗洛尔。最常见的不良事件（AE）是轻度结膜充血，但其严重程度并没有随着持续用药而增加[52]。Serle 等人的研究结果表明[53]，没有出现奈他地尔相关的全身性不良反应。眼部最常见的不良事件包括结膜充血、结膜出血和角膜轮状病变。据说，结膜充血是由 ROCK 抑制剂通过诱导血管平滑肌松弛而导致血管扩张。大多数情况下，结膜充血和结膜出血可以自行缓解。角膜轮状病通常评分为轻度，未发生相关的视觉功能下降。

联合用药

联合用药可以为同时需要多种药物的患者提供一种方案。除了使用服药变得便利之外，还可以减少与防腐剂的接触，也会减少患者的经济负担。联合用药的副作用可能包括它们所含药物类型的任何副作用。

类固醇注射

类固醇注射适用于治疗胆囊炎[54]、葡萄膜炎、虹膜炎和黄斑水肿。它还可用于治疗眼部的血管瘤[55]。

除了类固醇的全身并发症外，在眼周围注射类固醇还存在局部并发症的风险，包括球体穿孔[56]、IOP 升高[57]、结膜或角膜巩膜融化[58]、栓塞造成的血管闭塞或压力引起的视神经压迫[59]、突眼或脂肪萎缩[60]。

局部皮质类固醇注射后脂肪瘤的发生机制尚未明确。现有研究已证明糖皮质激素可直接导致成年大鼠腹膜后脂肪组织的肥大[61]。另一方面，注射醋酸曲安奈德也会引起局部脂肪萎缩[62]。特别是，眶周类固醇注射会导致皮下的脂肪萎缩[63]。组织病理学研究结果表明，这是皮下脂肪组织的减少所导致的[64]。萎缩的程度也与皮质类固醇注射的剂量有关[65]。针道残留的类固醇会导致皮下组织的脂肪分解[66]。皮下脂肪和球后脂肪在解剖学上具有不同的解剖学特异性。皮下脂肪和球后脂肪对局部使用皮质类固醇的不同反应可能决定脂肪的萎缩或增多。免疫反应和多种类固醇成分互相作用是导致球后类固醇注射后继发眼眶脂肪瘤的潜在机制。有报道称，局部使用曲安奈德会发生过敏反应和迟发性超敏反应[67]。迟发性超敏反应通常在皮质类固醇注射几天后出现[68]。此外，组织病理学检查结果表明，没有出现肉芽肿或纤维化的问题。曲安奈德注射液还包括 0.99%的苯丙醇、0.75%的羧甲基纤维素钠、

0.04%的聚山梨醇、0.75%的羧甲基纤维素钠和 0.04%的聚山梨酯。这些成分中的一个或多个可能导致纤维化。机械创伤也可能是导致面部异常的原因之一。Koorneef 认为颞下穿刺可能会破坏球后脂肪的前后间隔和放射状间隔之间的空间结构[69]。因此,缺乏支撑结构会导致球后脂肪沿着眼眶下缘松弛和突出。这一机制可以解释脂肪下移的原因,但不能解释脂肪突出的原因。上睑下垂和突出很可能是脂肪增多症对眼球和眼睑的占位效应。影像学检查显示球后脂肪存在广泛的肥大。随后活检的肿块通常是正常脂肪组织,它在球后脂肪增加的压力下被迫脱出。眼眶脂肪增多症是球后类固醇注射的潜在并发症。虽然确切的机制尚未明确,但其病理生理学可能涉及皮质类固醇的局部作用。Omesh 等人[70]推测,球后脂肪瘤可在注射 60mg 曲安奈德后的 2 个月内出现。他们发现,除了上睑下垂和眼睑突出,2/5 的患者会出现下睑红斑,提示有轻度炎症。

参考文献

1. Craig JP, Nichols KK, Akpek EK, et al. TFOS DEWS II definition and classification report. Ocul Surf. 2017;15(3):276–83.
2. Messmer EM. The pathophysiology, diagnosis, and treatment of dry eye disease. Dtsch Arztebl Int. 2015;112(5):71–81.
3. Dry Eye Workshop. The definition and classification of dry eye disease: report of the definition and classification subcommittee of the international dry eye workshop. Ocul Surf. 2007;5(2):75–92.
4. Pauly A, Brasnu E, Riancho L, Bringole-Baudouin F, Badouin C. Multiple endpoint analysis of BAC-preserved and unpreserved antiallergic eye drops on a 3D-reconstituted corneal epithelial model. Mol Vis. 2011;17:745–55.
5. Rosin LM, Bell NP. Preservative toxicity in glaucoma medication: clinical evaluation of benzalkonium chloride-free 0.5% timolol eye drops. Clin Ophthalmol. 2013;7:2131–5.
6. Noecker R, Miller KV. Benzalkonium chloride in glaucoma medications. Ocul Surf. 2011;9(3):159–62.
7. Miljanovic B, Dana R, Sullivan DA, et al. Impact of dry eye syndrome on vision-related quality of life. Am J Ophthalmol. 2007;143:409–15.
8. Miyake K, Ota I, Ibaraki N, et al. Enhanced disruption of the blood-aqueous barrier and the incidence of angiographic cystoid macula edema by topical timolol and its preservative in early postoperative pseudophakia. Arch Ophthalmol. 2001;119(3):387–94.
9. Sherwood MB, Grierson I, Millar L, Hitchings RA. Long-term morphologic effects of antiglaucoma drugs on the conjunctiva and Tenon's capsule in glaucomatous patients. Ophthalmology. 1989;96(3):327–35.
10. Inoue K, et al. Ocular hypotensive effects and safety of latanoprost without benzalkonium hydrochloride. Atarashii Ganka (J Eye). 2011;28(11):1635–9. Japanese.
11. Yee RW. The effect of drop vehicle on the efficacy and side effects of topical glaucoma therapy: a review. Curr Opin Ophthalmol. 2007;18:134–9.
12. Takahashi N. Quantitative cytotoxicity of preservatives evaluated in cell culture with Chang's human conjunctival cells—effect of temperature on cytotoxicity. Jpn J Ophthalmol. 1982;26:234–8.
13. Wilson FM II. Adverse external ocular effects of topical ophthalmic therapy: an epidemiologic, laboratory, and clinical study. Trans Am Ophthalmol Soc. 1983;81:854–965.
14. Rossi GCM, Scudeller L, Rolle T, Pasinetti GM, Bianchi PE. From benzalkonium chloride-

preserved Latanoprost to Polyquad-preserved Travoprost: a 6-month study on ocular surface safety and tolerability. Expert Opin Drug Saf. 2015;14(5):619–23.
15. Collaborative Normal-Tension Glaucoma Study-Group. The effectiveness of intraocular pressure reduction in the treatment of normal-tension glaucoma. Am J Ophthalmol. 1998;126(4):498–505.
16. The AGIS. Investigators. The Advanced glaucoma Intervention Study (AGIS): 7. The relationship between control of intraocular pressure and visual field deterioration. Am J Ophthalmol. 2008;130(4):429–40.
17. Inoue K, Shiokawa M, Higa R, et al. Adverse periocular reactions to five types of prostaglandin analogs. Eye. 2012;26(11):1465–72.
18. Inoue K, Wakakura M, Inoue J, et al. [Adverse reaction after use of latanoprost in Japanese glaucoma patients]. Nihon Ganka Gakkai Zasshi. 2006;110(8):581–7. Japanese.
19. Inoue K, Shiokawa M, Wakakura M, Tomita G. Deepening of the upper eyelid sulcus caused by 5 types of prostaglandin analogs. J Glaucoma. 2013;22(8):626–31.
20. Honrubia F, García-Sánchez J, Polo V, de la Casa JM, Soto J. Conjunctival hyperaemia with the use of latanoprost versus other prostaglandin analogues in patients with ocular hypertension or glaucoma: meta-analysis of randomized clinical trials. Br J Ophthalmol. 2009;93(3):316–21.
21. Aptel F, Cucherat M, Denis P. Efficacy and tolerability of prostaglandin analogs. A meta-analysis of randomized controlled clinical trials. J Glaucoma. 2008;17(8):667–73.
22. Eyawo O, Nachega J, Lefebvre P, et al. Efficacy and safety of prostaglandin analogues in patients with predominantly primary open-angle glaucoma or ocular hypertension: a meta-analysis. Clin Ophthalmol. 2009;3:447–56.
23. Crichton AC, Vold S, Williams JM, Hollander DA. Ocular surface tolerability of prostaglandin analogs and prostamides in patients with glaucoma or ocular hypertension. Adv Ther. 2013;30(3):260–70.
24. Johnstone MA. Hypertrichosis and increased pigmentation of eyelashes and adjacent hair in the region of the ipsilateral eyelids of patients treated with unilateral topical latanoprost. Am J Ophthalmol. 1997;124(4):554–47.
25. Wester ST, Lee WW, Shi W. Eyelash growth from application of bimatoprost in gel suspension to the base of the eyelashes. Ophthalmology. 2010;117(5):1024–31.
26. Giannico AT, Lima L, Russ HH, Montiani-Ferreira F. Eyelash growth included by topical prostaglandin analogues, bimatoprost, travoprost, travoprost and latanoprost in rabbits. J Ocular Pharmacol Ther. 2013;29(9):817–20.
27. Casson RJ, Selva D. Lash ptosis caused by latanoprost. Am J Ophthalmol. 2005;139:932–3.
28. Priluck JC, Fu S. Latisse-included periocular skin hyperpigmentation. Arch Ophthalmol. 2010;128(6):792–3.
29. Camras CB, Alm A, Watson P, Stjernschantz J. Latanoprost, a prostaglandin analog, for glaucoma therapy. Efficacy and safety after 1 year of treatment in 198 patients. Ophthalmology. 1996;103(11):1916–24.
30. Peplinski LS, Albiani SK. Deepening of lid sulcus from topical bimatoprost therapy. Optom Vis Sci. 2004;81(8):574–7.
31. Filippopoulos T, et al. Periorbital changes associated with topical bimatoprost. Ophthal Plast Reconstr Surg 24(4):302–7.
32. Romano MR, Lograno MD. Evidence for the involvement of cannabinoid CB1 receptors in the bimatoprost-induced contractions on the human isolated ciliary muscle. Invest Ophthalmol Vis Sci. 2007;48(8):3677–82.
33. Spalding KL, Arner E, Westermark PO, et al. Dynamics of fat cell turnover in humans. Nature. 2008;453(7196):783–7.
34. Arner P. Human fat cell lipolysis: biochemistry, regulation and clinical role. Best Pract Res Clin Endocrinol Metab. 2005;19:471–82.
35. Crowston JG, Lindsey JD, Morris CA, et al. Effect of bimatoprost on intraocular pressure in prostaglandin FP receptor knockout mice. Invest Ophthalmol Vis Sci. 2005;46:4571–7.
36. Serrero G, Lepak NM. Prostaglandin F2alpha receptor (FP receptor) agonists are potent adipose differentiation inh Miller CW, Casimir DA, Ntambi JM. The mechanism of inhibition of 3T3-L1 preadipocyte differentiation by prostaglandin F2alpha. Endocrinology. 1996;137:5641–50.
37. Serrero G, Lepak NM. Prostaglandin F2alpha receptor (FP receptor) agonists are potent adipose differentiation inhibitors for primary culture of adipocyte precursors in defined medium.

Biochem Biophys Res Commun 1997;233:200–2.
38. Woodward DF, Krauss AH, Chen J, et al. Pharmacological characterization of a novel antiglaucoma agent, Bimatoprost (AGN 192024). J Pharmacol Exp Ther. 2003;305:772–85.
39. Park J, Cho HK, Moon JI. Changes to upper eyelid orbital fat from use of topical bimatoprost, travoprost, and latanoprost. Jpn J Ophthalmol. 2011;55(1):22–7.
40. Shah M, Lee G, Lefebvre DR, et al. A cross-sectional survey of the association between bilateral topical prostaglandin analogue use and ocular adnexal features. PLoS One. 2013;8(5):e61638.
41. Wand M, Gilbert CM, Liesegang TJ. Latanoprost and herpes simplex keratitis. Am J Ophthalmol. 1999;127(5):602–4.
42. Miyake K, Ota I, Maekubo K, Ichihashi S, Miyake S. Latanoprost accelerates disruption of the blood-aqueous barrier and the incidence of angiographic cystoid macular edema in early postoperative pseudophakias. Arch Ophthalmol. 1999;117(1):34–40.
43. Inoue K, Okugawa K, Kato S, et al. Ocular factors relevant to anti-glaucomatous eyedrop-related keratoepitheliopathy. J Glaucoma. 2003;12(6):480–5.
44. Toris CB, Tafoya ME, Camras CB, Yablonski ME. Effects of apraclonidine on aqueous humor dynamics in human eyes. Ophthalmology. 1995;102(3):456–61.
45. Abrams DA, Robin AL, Polack IP. deFaller JM, DeSantis L. The safety and efficacy of topical 1% ALO 2145 (p-aminoclonidine hydrochloride) in normal volunteers. Arch Ophthalmol. 1987;105(9):1205–7.
46. Butler P, Mannschreck M, Lin S, Hwang I, Alvaeado J. Clinical experience with the long-term use of 1% apraclonidine. Incidence of allergic reactions. Arch Ophthalmol. 1995;113(3):293–6.
47. Litcher PR, Newman LP, Wheeler NC, Beall OV. Patient tolerance to carbonic anhydrase inhibitors. Am J Ophthalmol. 1978;85(4):495–502.
48. Strahlman E, Tipping R, Voqel R. International Dorzolamide Study Group: A double-masked, randomized 1-year study comparing dorzolamide (Trusport), timolol, and betaxolol. Arch Ophthalmol. 1995;113(8):1009–16.
49. Silver LH. Brizolamide Comfort Study Group: Ocular comfort of brinzolamide 1.0% ophthalmic suspension compared with dorzolamide 2.0% ophthalmic solution: results for two multicenter comfort studies. Surv Ophthalmol. 2000;44:S141–5.
50. Konowal A, Morrison JC, Brown SV, et al. Irreversible corneal decompensation in patients treated with topical dorzolamide. Am J Ophthalmol. 1999;127(4):403–6.
51. Zimmerman TJ, Wheeler TM. Miotics: side effects and ways to avoid them. Ophthalmology. 1982;89(1):76–80.
52. Kopczynski CC, Heah, T. Netarsudil ophthalmic solution 0.02% for the treatment of patients with open-angle glaucoma or ocular hypertension. Drugs Today 2018; 54(8): 467
53. Serle JB, et al. Two phase 3 clinical trials comparing the safety and efficacy of netarsudil to timolol in patients with elevated intraocular pressure: Rho kinase elevated IOP treatment trial 1 and 2 (ROCKET-1 and ROCKET-2).Am J Ophthalmol. 2018;186:116–27.
54. Kaimbo Wa Kaimbo D, Nkidiaka MC. [Intralesional corticosteroid injection in the treatment of chalazion]. J Fr Ophtalmol. 2004;27(2):149–53.
55. Kushner BJ. Local steroid therapy in adnexal hemangioma. Ann Ophthalmol. 1979;11:1005–9.
56. Hosal BM, Zilelioglu G. Ocular complication of intralesional corticosteroid injection of a chalazion. Eur J Ophthalmol. 2003;13:798–9.
57. Fogla R, Rao SK, Biswas J. Avoiding conjunctival necrosis after periocular depot corticosteroid injection. J Cataract Refractive Surg. 2000;26:163–4.
58. Jabs DA. A prospective evaluation of subconjunctival injection of triamcinolone acetonide for resistant anterior scleritis (Discussion by Ds A Jabs). Ophthalmology. 2002;109:806–7.
59. Moshfeghi DM, Lowder CY, Roth DB, Kaiser PK. Retinal and choroidal vascular occlusion after posterior sub-tenon triamcinolone injection. Am J Ophthalmol. 2002;134:132–4.
60. Gupta OP, Boynton JR, Sabini P, et al. Proptosis after retrobulbar corticosteroid injections. Ophthalmology. 2003;110:443–7.
61. Gregoire F, Genart C, Hauser N, Remacle C. Glucocorticoids induce a drastic inhibition of proliferation and stimulate differentiation of adult rat fat cell precursors. Exp Cell Res. 1991;196:270–8.
62. Droste PJ, Ellis FD, Sondhi N, Helveston EM. Linear subcutaneous fat atrophy after corticosteroid injection of periocular hemangiomas [case report]. Am J Ophthalmol. 1988;105:65–9.
63. Townshend LM, Buckley EG. Linear subcutaneous fat atrophy after a single corticosteroid

injection for ocular adnexal hemangioma [case report]. Am J Ophthalmol. 1990;109:102–3.
64. Iuel J, Kryger J. Local cutaneous atrophy following corticosteroid injection [case report]. Acta Rheum Scand. 1965;11:137–44.
65. Reddy PD, Zelicof SB, Ruotolo C, Holder J. Interdigital neuroma. Local cutaneous changes after corticosteroid injection [case report]. Clin Orthop. 1995;317:185–7.
66. Nozik RA. Orbital rim fat atrophy after repository periocular corticosteroid injection [case report]. Am J Ophthalmol. 1976;82:928–30.
67. Brancaccio RR, Zappi EG. Delayed type hypersensitivity to intralesional triamcinolone acetonide [case report]. Cutis. 2000;65:31–3.
68. Downs AM, Lear JT, Kennedy CT. Anaphylaxis to intradermal triamcinolone acetonide [case report]. Arch Dermatol. 1998;134:1163–4.
69. Koornneef L. New insights in the human orbital connective tissue. Result of a new anatomical approach. Arch Ophthalmol. 1977;95:1269–1273.
70. Gupta OP, et al. Proptosis after retrobulbar corticosteroid injections. Ophthalmology. 2003;110:443–7.

第 4 章

眶周软组织填充物

Ahmed Sadek, Dalia Elshebl, Ahamed Nagaty

引言

眶周是面部最引人注目的区域之一，在整体面部印象中占有相当大的比重。同时，眶周也是受面部表情、紫外线辐射、体重和衰老等因素影响最大的区域之一。面部的衰老是一个复杂的动态过程，每位患者的面部软组织松弛、缺损和皮肤状态都存在个体差异[1]，而且周围血管区域很大程度上受到衰老的影响，包括皮肤（表皮和真皮）、脂肪区、肌肉和骨骼。面部填充是一种重要的手术方法，它可以帮助患者恢复由肌肉松弛和老化引起的肌肉萎缩和软组织松弛。

了解上睑、下睑和面颊交界处的解剖结构，明确面部解剖结构的层次，对于美容主刀医生至关重要[2]。

年轻时，眶周区域的皮肤光滑，有弹性，眉毛饱满，界限清楚，上睑清晰，下睑皮肤紧致[1]，下睑和面颊之间的连接光滑平顺，没有任何异常[3]。

随着年龄的增长，上睑会收缩和凹陷，从而暴露眶上缘，导致眼眶凹陷。眉毛开始下垂，皮肤逐渐松弛，掩盖了睑板前平台和眼睑折痕[1]。下睑的眶隔减弱，下睑脂肪垫假性突出，导致黑眼圈和眼袋的形成。面中部/眼轮匝肌下部的脂肪和颧骨脂肪垫凸显了眶下缘。在皮肤附着更深的部位，沿眶缘的局部软组织的下陷导致面部的轮廓塌陷[4–7]。随着年龄的增长，脂肪重新分布，老年人的眼睑–面颊交界处更为明显[8–10]。

由以上改变引起的最常见畸形是下睑–面中过渡区靠近眶内侧的凹陷。泪沟畸形，即眼窝韧带区域塌陷。在下睑缩肌、眶隔和睑板的交叉部位可造成表面凹陷，称为隔膜汇合处。面中部的另一关键区域是颧韧带,它限制了眼轮匝肌的脂肪分布[11-13]。

泪沟是鼻唇脂肪室与下睑内侧的分界线，其通过鼻唇沟与鼻唇脂肪室浅表的上缘分离。由于皮下内侧面颊脂肪体积的减少和鼻唇脂肪室的下移,两个浅表脂肪腔室(鼻唇脂肪室和内侧面颊)之间的三角形空间随着年龄的增长而增大。填充剂可用于治疗面部脂肪间隔的体积缺损和下移,以实现重塑,恢复该区域的轮廓[2]。

尽管眼轮匝肌同下睑和颊部SMAS由眼轮匝肌保留韧带分隔，但其处在同一水平面上[3]。面部的表层脂肪室位于眼轮匝肌的表层。该腔室分为靠近下睑外侧的内侧面颊脂肪腔室(颧脂肪垫)和靠近内侧的浅鼻唇脂肪室[2]。

在眼轮匝肌深处可以发现SOOF。眼轮匝肌支撑韧带和颧-皮韧带分别代表SOOF的上、下边界[3]。深层脂肪室通过颞骨与颞下室相连,颞下室上部为眶外侧增厚区,下部为McGregor斑[14]。SOOF向瞳孔中线内侧延伸2~4mm,泪沟的外侧边界由皮肤、肌肉和骨膜三层组成。SOOF分为内侧室和外侧室[3]。

眼眶周围区域解剖结构对软组织填充的影响：

1.覆盖在骨头上的皮肤很薄。因此,不规则的轮廓,如肿块,很难隐藏。

2.因为填充物靠近表面,任何不良反应都会更加明显。

3.眶周区域以精妙的功能关系和复杂的三维轮廓为特征,代表了面部美学的焦点。

因此,许多经验丰富的从业人员会在面部较深的区域注射填充物,如口腔周围区域或面颊,却很少填充眶周区域[15]。

适应证

眶周区域的萎缩是由组织和脂肪损失引起的,术前应该仔细评估。由于失去了眼睑眶下缘的支撑,眶周区域的萎缩导致了更大范围的凹陷。外科手术的目的是切除多余的组织,突出眶上缘。据报道,有一种精确的方法将填充物填充到患者的局部凹陷处,以恢复皮肤的平滑,并掩盖眶缘等深部结构[7,16-18]。

患者选择和计划

眶缘、鼻中隔和颧骨区是眶周凹陷的主要位置[11]。每个凹陷的严重程度都应该单独评估。对于凹陷程度较轻的年轻患者,每侧注射0.3mL填充物可能就足够了,但对于软组织和骨缺失严重的老年患者，每侧可能需要注射多达1mL的填充物来填充该区域[15]。

通常,患者的皮肤很薄或很白更容易显色。然而,对于相对“贫瘠”的颧骨,注射眶缘和颧骨凹陷后，可明显改善轮廓[15]。

对泪沟进行分析，从而提出一种主要通过评估软组织丢失、脂肪突出和皮肤松弛或过度的治疗算法（如 Turkmani 分类、Burton 分类和 Hirmand 分类）（表 4.1 至表4.3）。

治疗方案应根据每位患者的畸形程度进行调整。

– 1 型畸形：非手术技术，即微创应用（如软组织填充剂）。

– 2 型畸形：非手术或外科技术。

– 3 型畸形：手术入路对保存眼轮匝肌的功能十分重要。术前细致的临床评估是手术治疗 3 型畸形的关键[2]。

推荐填充注射治疗Ⅰ级、Ⅱ级和山谷型畸形。

表 4.1　Turkmani 形态学相关分类[19]

类型	原因
山丘型	浅表眶下脂肪垫突出
山谷型	脂肪减少和皮肤变化
山丘–山谷型	眼轮匝肌眶部及其支持韧带的弱化，随之而来的是脂肪减少和皮肤变化
山丘–山谷–山丘–山谷型	眼轮匝肌及其支持韧带的一系列改变
混合型	以上 4 种畸形原因的混合

表 4.2　根据解剖学分析 Barton 分级系统[20]

等级	描述
0	眶缘没有内侧和外侧的分界线，眼眶–面颊交界处没有平滑过渡
Ⅰ	眼眶–面颊交界处有轻微的分界线，眼睑–面颊交界处有平滑的过渡
Ⅱ	眼睑–面颊交界处可见中等突出，从内侧向外侧延伸
Ⅲ	眼窝–面颊交界处分界严重，眼窝和面颊之间有明显的分层

表 4.3　Hirmand 泪沟分类系统[21]

分类Ⅰ	局限于泪沟或内侧眼眶
分类Ⅱ	内侧和外侧凹陷明显
分类Ⅲ	在眶缘可以观察到完全的凹陷

禁忌证

尽管眶周填充注射是由美容皮肤科医生或外科医生进行的美容手术，但已被证明不适用于所有基于医学原因需要进行此类手术的患者。禁忌证分为绝对禁忌证和相对禁忌证。绝对禁忌证是指手术完全不适合患者，或者至少在这些特定禁忌证得到相对应的治疗之前对患者来说是不适宜的；而对于相对禁忌证，医生应根据对病例的评估、个人经验和科学背景，权衡获益和风险，并自行承担手术风险（表 4.4）。

填充注射是一种选择性治疗方法，并不是适合每位患者。应避免既往有限制皮肤填充物使用情况的患者（见表 4.4）。在临床中，这一方面往往被忽视。医生在对此类患者[22]进行充分评估后，可谨慎地做出治疗决定[22]。

应向患者解释治疗的预期结果，以避免不切实际的期望。此外，应详细讨论填充注射的局限性和风险。填充物注射不充分可能导致患者不满[23]。

因为一些患者以前曾表现出对产品成分或辅料过敏，所选填充物相关的禁忌证应严格遵守。对有严重过敏反应和过敏史的患者应选择其他治疗手段[22]。

此外，必须有关于特定产品或技术的数据，医生应该注意不要假设结果或假设相关产品亦可适用于其他部位[24]。

有潜在精神障碍或身体畸形恐惧症相关症状的患者应谨慎对待[22]。

既往有皮肤萎缩或皮肤非常薄的患者，如长期使用局部或口服类固醇导致的皮质类固醇性皮肤萎缩，或异皮病、蠕性皮肤萎缩或类风湿关节炎相关的手背皮肤

表 4.4 眶周填充注射禁忌证

绝对禁忌证	相对禁忌证
–不切实际的期望	–活动性皮炎
–精神障碍	–肺结核
–畸形恐惧症	–韦格纳肉芽肿病
–皮肤非常薄或皮肤萎缩	–免疫抑制
–感染活动期(病毒、细菌、酵母菌、寄生虫)	–移植术后患者
–过敏/对产品成分或辅料过敏	–炎症性肠病患者
–眉间部坏死	–肾功能或肝功能受损
–对利多卡因过敏	–甲状腺功能障碍
	–恶病质或分解代谢状态

变薄的情况,不适合进行浅表或中深部位的填充物注射。皮肤非常薄,以及眼睑和面颊上有许多细皱纹,这也是某些类型填充物的禁忌证[25]。

注射填充物会加重待治疗区域或周围皮肤的感染。此外,填充物也可能受到周边感染微生物的污染。因此,治疗区域或其邻近部位发生皮肤感染的患者应避免注射填充物。发生下列感染的患者均不适合治疗:①病毒性感染,如单纯疱疹病毒(HSV)和人乳头状瘤病毒(HPV);②寄生虫;③链球菌或葡萄球菌的细菌感染,如脓疱病;④真菌感染;⑤广泛性糠秕孢子菌毛囊炎。此外,存在严重的痤疮丙酸杆菌感染或寄生螨感染,如大量的毛囊蠕形螨感染,也不应使用填充剂治疗[22]。

当单纯疱疹病毒感染处于活动期时,应推迟治疗,并开始预防性抗病毒治疗(阿昔洛韦、伐昔洛韦或泛昔洛韦),以防止HSV的重新激活和传播。对于已知有HSV发作史的患者,在治疗口周区域和唇时,应考虑预防性抗病毒,以防止病毒重新激活[27,28]。

患有鼻窦炎,牙周病,耳、鼻、喉感染或牙脓肿等的患者应推迟治疗,直到病情缓解[29]。临床证据表明,这些感染可能随后侵入植入填充物区域,诱导生物膜反应。然后,通过Toll样受体,从感染过渡到超敏反应的可能性增加了,因为这些分子已经在许多病理状况的发展中被证实,包括感染性疾病、组织损伤、自身免疫和神经退行性疾病[30]。

活动性炎症性皮炎,如特应性皮炎、过敏性接触性皮炎、"美容产品使用过度状态"或脂溢性皮炎应由治疗医生判断。根据病情的严重程度及其与治疗区域的接近程度,由医生做出治疗决定[22]。过敏、酒渣鼻或既往有颊水肿的患者可能不适合注射透明质酸,因为这些患者有液体潴留[8]的潜在倾向[8]。透明质酸会吸收液体,这可能会加重以上疾病,并进一步加重液体的积聚[31]。

皮肤填充物治疗也会加重更广泛的皮肤疾病或结缔组织疾病,因此可能不适用以下疾病的患者。例如,红斑狼疮、混合性结缔组织病、引起同形反应的疾病,如扁平苔藓。不受控制的免疫缺陷,如移植物抗宿主病,也可能受到皮肤填充物注射的不利影响,或反过来可能影响组织中的填充物[22]。免疫抑制不是任何类型的填充物的绝对禁忌证[25],但聚乳酸除外[26]。

对于伤口愈合正常的患者,即使他们可能有潜在的系统性疾病,也可使用填充物。目前还没有发现填充物的使用与自身免疫性疾病之间的联系,因此获得性免疫缺陷综合征、类风湿关节炎、糖尿病或硬皮病患者如果伤口愈合正常,可以使用填充物进行治疗[25,26]。

如肺结核、韦格纳肉芽肿、移植患者、炎症性肠病(克罗恩病或溃疡性结肠炎)、严重食物不耐受、重复性尿路感染、肾功能或肝功能受损、甲状腺功能障碍,以及恶病质或分解代谢状态等疾病需要对每位患者进行仔细评估[22]。

止血或凝血障碍,如凝血功能障碍、C 蛋白缺乏症、血友病和地中海贫血等血红蛋白疾病,需要仔细评估,必须获得关于其严重程度的准确临床判断[22]。

治疗计划

应对凹陷的区域进行详细的病史采集和体格检查, 并评估水肿和液体潴留的症状。皮肤的变化,如晒伤、皱纹也应该注意,虽然它不会影响填充注射,但是需要进行补充治疗。注意应让患者签署知情同意书[1]。

应该告知患者注射填充物的保留时间,告知其他必要的程序,以及在合并眶周问题或更严重病例的情况下需要的家庭治疗。患者还应该知道,这一过程大约为 15 分钟,两周后可能会进行重新评估并进行补充。

在人工合成的透明质酸填充物出现之前,软组织的替代仅限于自体脂肪移植,这需要获取、植入胶原和硅胶等填充物。因为新型合成填料具有安全性、耐受性和有效性的特点,新型合成填料为软组织缺损的患者提供了一种可行的解决方案[32-36]。

透明质酸是由 D-葡萄糖醛酸和 N-乙酰葡糖胺交替形成的糖胺聚糖。其跨物种的统一结构,降低了免疫原性的可能性,通常存在于人体组织中,包括皮肤和滑膜关节液[36-39]。

透明质酸是通过交联来增强其机械性能, 提高抗击穿强度。透明质酸种类繁多,根据其颗粒大小、交联程度、交联方式、交联/游离透明质酸浓度、抗变形性等,有着不同的特性。修饰程度的特征是形成交联(两条链之间的键)和垂链(只在一端存在键)。交联的浓度和程度是影响产品寿命的主要因素[37,38,40]。

市场上有许多美国食品和药物监督管理局(FDA)批准的透明质酸填充物,具有相应的批准适应证。眶周填充物注射通常被认为是未经批准的情况下使用的[39]。

作者建议使用透明质酸填充来矫正泪沟畸形,但首先应考虑浓度、弹性、黏度、黏结性和交联性。作者推荐使用低浓度或平均浓度的透明质酸,以及平均弹性、黏度、黏结性和交联性填料(图 4.1)。

患者意愿

应告知患者其病情评估、可能的治疗方式、风险、副作用、预后和所有替代方案

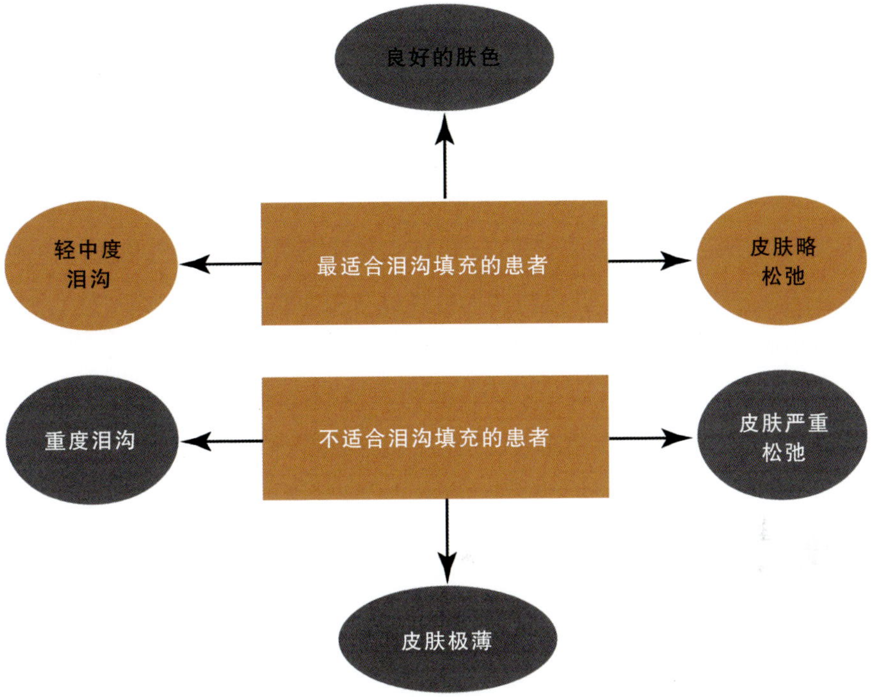

图 4.1 泪沟注射的优劣候选者。

的费用，当决定进行填充物注射时，应明确告知患者具体的风险，尽管这些风险罕见，包括皮下瘀血、轮廓不规则、颜色变化、液体潴留和失明。服用抗凝药物的患者会增加其发生皮下瘀血的概率[15]。

副作用

透明质酸填充物副作用发生率低。

• 常见的副作用包括皮下瘀血、发红、疼痛、轮廓不规则和注射后的透明质酸呈现蓝色(丁达尔效应)[13,18,32,33]。另外，填充物注射的副作用是填充物注射不足或过量。组织水肿或初期的出血可能掩盖了填充不足的情况。同时，由于眼睑皮肤非常薄，透明质酸会吸收水分，导致眼睑出现更明显的水肿。因此，最终的注射结果需要几天后才能确定下来。如果需要额外的填充，可以进行润饰注射来调整轮廓。轻微的充盈可以通过按摩来均匀和(或)分散透明质酸。但若按摩未能达到预期效果，可注射透明质酸酶分解多余的透明质酸[41-45]。当水肿持续而透明质酸酶效果不佳时，考虑填充物中的蛋白质污染[41]。

并发症

• 严重的并发症很少见，但及时发现至关重要。动脉闭塞表现为注射区域即刻发白和疼痛，静脉闭塞可表现为皮肤逐渐发紫和隐痛。两种情况的处理方法为：大力按摩、热敷和使用硝酸甘油膏。尽管极为罕见，但也有报道称，由于填充物栓塞视网膜中央动脉而导致视力丧失[41–48]。已经有人建议使用线状、羽毛状填充物或钝头套管来减少此类风险[1]。动、静脉闭塞风险可能在填充物注射入血管后发生，也可能是因为在小血管附近或上方注射较多的填充物造成血管挤压后导致动、静脉闭塞。

• 延迟的并发症包括注射后数天至数周出现的持续结节、感染和血管性水肿。非炎性结节可通过按摩得以消退，而炎性结节的治疗则需要抗生素和切口引流[41–48]（表 4.5）。

并发症的处理

并发症可能包括皮肤颜色异常、不规则轮廓和形状，以上并发症都是暂时的[49,50]。

注射部位的丁达尔效应导致皮肤变蓝是一种常见的并发症，尤其是在皮肤白皙的患者中。大多数情况下，丁达尔效应并不明显。深层注射可以减轻丁达尔效应，但并不能完全消除。由于眼睑较薄，凸显了填充物的轮廓，通常会出现肿块或轮廓不规则。然而，大多数患者可以接受此类情况。医生可以通过注射额外的填充物来填补凹陷或注射透明质酸酶来溶解多余物质，或两者结合综合调整。医生可以在注射后的 2~4 周之间进行调整注射[15]。

表 4.5 避免并发症的注射方法

• 了解眶周的解剖结构
• 应用肾上腺素局部麻醉使血管收缩
• 在任何一个区域，每次注入<0.1mL 的小剂量
• 保持注射器的尖端移动
• 注射前抽吸
• 使用较低的注射压力，不要强行注射，特别是在以前有瘢痕或手术的位置
• 考虑使用钝头套管，但这也不能完全消除风险
• 较小的针头和套管更有可能穿透血管壁
• 始终知道针头或套管的尖端在组织中的位置，包括深度（可以在注射前使用非惯用手保护眼球和感知套管尖端）

注射部位发红或血管增多是罕见的。注射透明质酸凝胶并不能改善下睑的色素沉着,甚至可能反而加重此类症状[15]。

透明质酸凝胶注射剂可引起下睑弥漫性非炎症性水肿，这种水肿类似于淋巴水肿而并非炎症反应。它可能持续数周。对于存在眶周液体潴留倾向的患者,应谨慎使用透明质酸凝胶[15](表4.6)。

预处理

考虑到机体相关反应,如某些免疫抑制剂和类固醇诱发的免疫反应,手术医生必须对患者的既往治疗史非常清楚，甚至既往使用过干扰细胞色素P450的药物，也应详细掌握[22]。

患者应在治疗前一周(医生允许的情况下)停止使用抗炎药和抗血小板药物，以减少皮下瘀血。患者也应避免食用相关食品、中药和非处方药物[51-53]。

尽管有零星的证据表明抗血小板治疗可以安全地在围术期应用[54],但很少有研究系统地讨论这个问题,美容医生要特别注意个别患者的出血风险[55]。长期使用抗

表4.6 推荐用以下方法来处理填充物注射后可能出现的血管并发症

如何处理血管并发症
• 不要惊慌 • 停止进一步注射 • 试着吸出刚刚注射的填充物,有时候会起作用 • 拔出针头 • 让助理在胰岛素注射器中准备1mL的透明质酸(150IU) • 嘱患者咀嚼2片75mg的阿司匹林 • 热敷、按摩及在血管闭塞处敷上硝酸甘油软膏、凝胶或贴片 • 在血管闭塞区注射1mL刚才制备的透明质酸酶混合物(1500IU/10mL生理盐水) • 如有需要,注射低分子肝素 • 等待1小时,如果患者没有改善,再注射1mL透明质酸酶混合物,1小时后再次注射,最多注射4mL(每小时1mL) • 要求患者在24小时后再次面诊,如果需要,每24小时注射1mL透明质酸酶混合物总计可达3mL(每天1mL) • 高压氧疗法也对患者有所帮助

凝药物或体内存在心血管支架的患者需要仔细考虑[56]。

皮肤麻醉可以用冰、液氮、表面麻醉药或局部震动来完成。可行眶下和眶上神经阻滞，以避免局部浸润性麻醉导致的组织挤压，增加填充注射的困难[1]。

治疗

眶上或眶下都可以进行填充注射。眶上区域距离血管和神经较远，注射相对安全，但对于眶下区域行泪沟填充的患者，注射时需要特别注意，避免伤害或误入眶下血管或泪囊。由于眼周皮肤非常薄，在同一位点注射大量填充物后的淤青或凹凸不平可能更加明显。为了尽量减少此情况，填充物应沿着线状或羽毛状的轨迹注射，并适当按压使其均匀分布。如果出现淤青，可局部加压包扎[1]。

在上睑外侧部分注射填充物可使上睑皮肤适当伸展并提升眉尾。注射时嘱患者目视下方，用30G针头刺入皮肤，针尖沿眶上缘下缘深入眼轮匝肌。另一种更安全的方法是先用较粗的针头穿刺，然后用钝针将少量填充物(0.1mL))按线状轨迹推入骨膜表面。针撤出后适当按压以使填充物均匀分布，其余填充物可以羽毛状轨迹填充，重复以上过程直到填充完毕。要注意避免损伤眶上神经血管束。对于眶外缘突出的患者，可以类似方式沿眶外侧缘和眉下缘填充(0.1~0.5mL)[1]。

在下睑区域可行泪沟填充。用30G针头刺入皮肤，针尖在眼轮匝肌和眶下缘之间的凹陷区域推进，以线状或羽毛状轨迹填充(0.3~0.5mL)。针撤出后适当按压以使填充物均匀分布[1]。

面部注射填充的MD编码模式(MD codes™)是由Mauricio De Maio博士提出的，其针对下睑区域的年轻化编码从眶下区域的填充支持开始。重要的是要完全了解面部的解剖结构，并通过Ck1(颧弓)、Ck2(颧隆起)、Ck3(前内侧颊中颊)点和Tt1(眶下中央)、Tt2(眶下外侧)、Tt3(眶下内侧)点开始填充治疗[57]。

泪沟填充患者每侧Ck点应使用约0.5mL填充物：

- Ck1=0.1mL。
- Ck2=0.1mL。
- Ck3=0.3mL。

在Ck1点和Ck2点行骨膜上填充时，应轻微向上和向后牵引皮肤。在该部位注射时要小心颧面动脉和静脉，注射前必须回抽[57]。

Ck3点必须在皮下水平注射，以填充随着年龄增长而损失的皮下组织。在该部位注射时要小心眶下动脉和静脉，要捏起皮肤回抽后注射[57](图4.2)。

以上注射可使眶周区域的支持得到改善，眶下缘区域的注射量如下：

- Tt1=0.2mL。
- Tt2=0.2mL。
- Tt3=0.1mL。

本区域要在眶下缘下方 1~2 mm 处避开眶隔进行注射。将针推进至触及骨膜，回抽后将材料推注于肌后层。若填充物进入眶隔脂肪，眶下区域的凹陷将更加严重[57]（图 4.3）。

Peng 通过确定 A（萎缩）、B（隆起）、L（松弛）三类特征，建立了 6 步评估过程（上视、斜视、愤怒、微笑、拉、推），为泪槽填充创建了标准化分类、评估和治疗方案，并针对每一类简化了治疗方案(6 个主要注射点、不同注射深度和体积)，取得了满意的效果。具体请参阅表 4.7[59]。

表 4.8 总结了 ABL 分类的注射顺序、注射深度和检查方法。

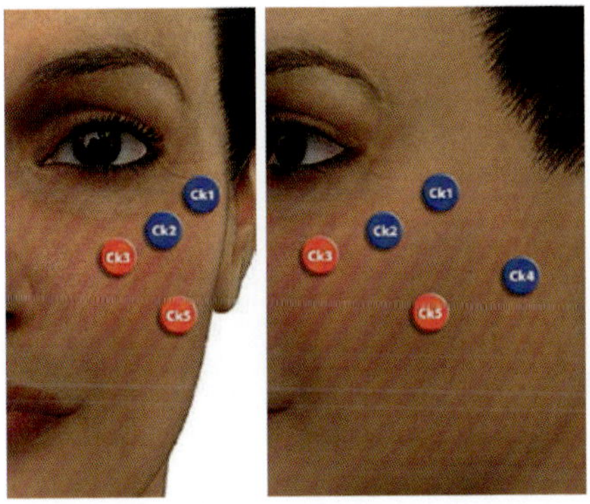

编号	注射位置
Ck1 (L1)	颧弓
Ck2 (L2)	颧突
Ck3 (L3)	前正中面颊
Ck4	侧下面颊/腮腺区域
Ck5	颧骨下

图 4.2　面颊前部及侧面注射点位置图。(Courtesy of Allergan and Dr. Mauricio de Maio[58].)

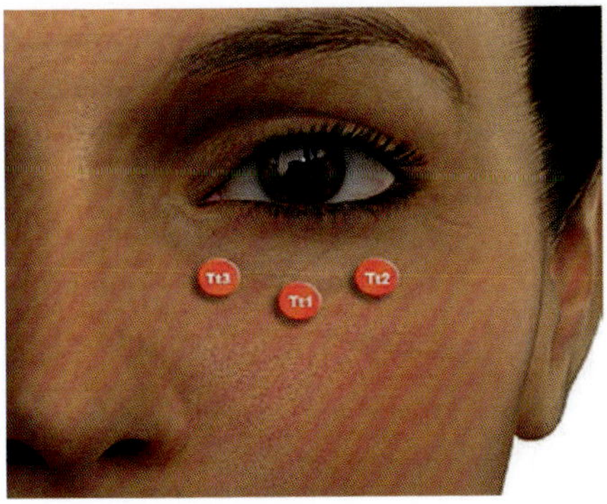

编号	注射位置
Tt1	眶下中央
Tt2	眶下外侧
Tt3	眶下内侧

图 4.3　泪沟注射点位置图。(Courtesy of Allergan and Dr. Mauricio de Maio[58].)

对于经验不够丰富的医生,更推荐使用套管注射的方法进行泪沟填充。插管的插入点在外眦下方 2cm 处, 用 21G 导针初步穿刺。在眼轮匝肌下方插入 22~25G 50mm 套管,向内眦推进,直到头侧至泪沟韧带(TTL)区域内。将低浓度透明质酸填充物(20mg/mL,交联)从内眦到进针点逆行注射到眶隔前间隙,注射后适当按压以使填充物均匀分布[60]。

在手术过程中,从穿刺点开始,若套管畅通无阻地前进可证明套管在眶隔前间

表 4.7 ABL 分类系统

萎缩	隆起	松弛
A0:无萎缩	B0:无隆起	L0:没有松弛
A1:泪沟萎缩	B1:眼袋隆起	L1:面颊松弛
A2:A1+PMG	B2:颧纹	L2:下睑松弛
A3:A2+面颊前内侧凹陷	B3:B1+B2	L3:L1+L2

表 4.8 注射的次序、深度和检查效果的方法汇总

序号		注射次序	注射深度	检查方法
A	1	Tt1+Tt3	Tt 深、浅均可	肉眼观察
	2	Tt1+Tt2+Tt3	筋膜与骨质紧密附着处要浅表注射(牵拉)-Tt3	
	3	Ck3→Tt1+Tt2+Tt3	Tt 同上;Ck3:颊脂肪垫深处,或骨质菲薄处的骨膜,避免直接注射在脂肪垫中	
B	1	Ck3→Tt1+Tt2+Tt3		
	2	Ck1→Ck3→Tt1+Tt2+Tt3	颧纹是禁区(除 Ck2 外)	
	3	Ck1→Ck3→Tt1+Tt2+Tt3		
L	1	Ck1+2→Ck3→Tt1+Tt2+Tt3	Ck3、Tt 同上;Ck1、Ck2:骨膜深层	偶尔从侧面以肉眼观察
	2	Ck1+2→Ck3→Tt1+Tt2+Tt3		
	3	Ck1+2→Ck3→Tt1+Tt2+Tt3		
治疗计划制订			让患者微笑,帮助确定操作对表情的影响;推挤周围组织,以推测注射后的外观效果,并有助于选择手术区域和非手术区域	

隙内。当套管撤出时可以感受到明显的阻力,当套管抵住骨膜时可以明显感觉到骨的质地[60](表 4.9)。

表 4.10[61]描述了其他注射方式。

后续治疗

泪沟填充剂注射后无须特别护理,除了以下两点:建议不要对填充物进行任何操作或暴露在极端温度下。应向患者适当说明并提醒,以提高他们的认识。

表 4.9 泪沟填充注射时使用套管与针头的比较

套管	针头
注射补偿容量和松解纤维化韧带结构时,效果更佳	更适用于雕刻精细轮廓
注射到眼轮匝肌下深部脂肪层	注射到眼轮匝肌上真皮下区域
更安全、更长久,较少淤青或肿胀,可更大限度地避免血管损伤	更容易穿过各个层次结构,初学者不推荐,特别是行眶周注射时

表 4.10 透明质酸注射技术

技术	特点
Lambros[62]	注射入真皮深部。针在泪沟的最外侧刺入皮肤,向内侧推进,注入少量产品。注射后适当加压
Kane[63]	首先处理泪沟内侧最深处。每次从头部和尾部方向注射少量的透明质酸填充物
Stutman 和 Codner[64]	在骨膜附近进行深层注射。从眼轮匝肌内侧止点下方开始,并沿眼轮匝肌支持韧带的外侧和下方进行。而后适当加压使注射区域平整
Steinsapir 和 Steinsapir[65]	在眶下缘下方的骨膜下
Glaser 和 Patel[66]	与前者类似,但注射在骨膜和眼轮匝肌之间
Sharad[67]	在瞳孔中线眶缘下方 1cm 处,从向内眦方向开始行骨膜下注射,然后,改变针的方向填充另一侧
Trevidic[68]	用套管从外侧向内侧泪沟处注射。少量填充可使整个过程更安全,减少血管或神经损伤的风险,减少水肿

留档

应该拍摄清晰的治疗前后照片，不仅为了评估治疗效果和不良反应，也是为了留存医疗证据[23,56]。

下图是应用套管技术治疗Ⅰ级泪沟畸形病例的治疗前后照片(图 4.4)。

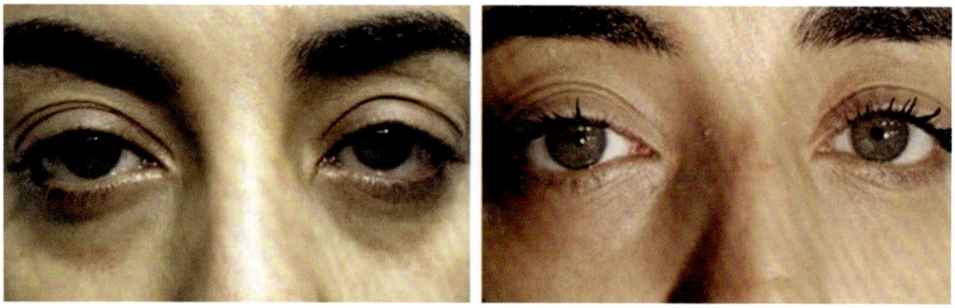

图 4.4 套管治疗Ⅰ级泪沟畸形前后对比图。

参考文献

1. Lee S, Yen MT. Nonsurgical rejuvenation of the eyelids with hyaluronic acid gel injections. Semin Plast Surg. 2017;31(01):017–21). Thieme Medical Publishers.
2. Mojallal A, Cotofana S. Anatomy of lower eyelid and eyelid–cheek junction. Ann Chir Plast Esthet. 2017;62(5):365–74). Elsevier Masson.
3. Cotofana S, Schenck TL, Trevidic P, Sykes J, Massry GG, Liew S, Graivier M, Dayan S, de Maio M, Fitzgerald R, Andrews JT, Remington BK. Midface: clinical anatomy and regional approaches with injectable fillers. Plast Reconstr Surg. 2015;136(5):219S–34S.
4. Kahn DM, Shaw RB Jr. Aging of the bony orbit: a three-dimensional computed tomographic study. Aesthet Surg J. 2008;28(3):258–64.
5. Pessa JE, Desvigne LD, Lambros VS, Nimerick J, Sugunan B, Zadoo VP. Changes in ocular globe-to-orbital rim position with age: implications for aesthetic blepharoplasty of the lower eyelids. Aesthet Plast Surg. 1999;23(5):337–42.
6. Levine RA, Garza JR, Wang PT, Hurst CL, Dev VR. Adult facial growth: applications to aesthetic surgery. Aesthet Plast Surg. 2003;27(4):265–8.
7. Mancini R, Khadavi NM, Goldberg RA. Nonsurgical management of upper eyelid margin asymmetry using hyaluronic acid gel filler. Ophthalmic Plast Reconstr Surg. 2011;27(1):1–3.
8. Sepe A, Tchkonia T, Thomou T, Zamboni M, Kirkland JL. Aging and regional differences in fat cell progenitors—a mini-review. Gerontology. 2011;57(1):66–75.
9. Palmer AK, Kirkland JL. Aging and adipose tissue: potential interventions for diabetes and regenerative medicine. Exp Gerontol. 2016;86:97–105.
10. Lakowa N, Trieu N, Flehmig G, Lohmann T, Schön MR, Dietrich A, Zeplin PH, Langer S, Stumvoll M, Blüher M, Klöting N. Telomere length differences between subcutaneous and visceral adipose tissue in humans. Biochem Biophys Res Commun. 2015;457(3):426–32.
11. Goldberg RA. The three periorbital hollows: a paradigm for periorbital rejuvenation. Plast Reconstr Surg. 2005;116(6):1796–804.
12. Yousif NJ, Summers AN. The midface sling: a new technique to rejuvenate the midface. Plast

Reconstr Surg. 2002;110(6):1541–53; discussion 1554–57.
13. Finn JC, Cox S. Fillers in the periorbital complex. Facial Plast Surg Clin. 2007;15(1):123–32.
14. O'Brien JX, Ashton MW, Rozen WM, Ross R, Mendelson BC. New perspectives on the surgical anatomy and nomenclature of the temporal region: literature review and dissection study. Plast Reconstr Surg. 2013;131(3):510–22.
15. Goldberg RA. Nonsurgical filling of the periorbital hollows. Aesthet Surg J. 2006;26(1):69–71.
16. Liew S, Nguyen DQA. Nonsurgical volumetric upper periorbital rejuvenation: a plastic surgeon's perspective. Aesthet Plast Surg. 2011;35(3):319–25.
17. Morley AM, Taban M, Malhotra R, Goldberg RA. Use of hyaluronic acid gel for upper eyelid filling and contouring. Ophthalmic Plast Reconstr Surg. 2009;25(6):440–4.
18. Goldberg RA, Fiaschetti D. Filling the periorbital hollows with hyaluronic acid gel: initial experience with 244 injections. Ophthalmic Plast Reconstr Surg. 2006;22(5):335–41; discussion 341–3.
19. Turkmani MG. New classification system for tear trough deformity. Dermatol Surg. 2017;43(6):836–40.
20. Barton FE, Ha R, Awada M. Fat extrusion and septal reset in patients with the tear trough triad: a critical appraisal. Plast Reconstr Surg. 2004;113(7):2115–21.
21. Hirmand H. Anatomy and nonsurgical correction of the tear trough deformity. Plast Reconstr Surg. 2010;125(2):699–708.
22. De Boulle K, Heydenrych I. Patient factors influencing dermal filler complications: prevention, assessment, and treatment. Clin Cosmet Investig Dermatol. 2015;15(8):205–14.
23. Vedamurthy M, Vedamurthy A, Nischal K. Dermal fillers: do's and dont's. J Cutan Aesthet Surg. 2010;3(1):11–5.
24. Micheels P, Sarazin D, Besse S, Sundaram H, Flynn TC. A blanching technique for intradermal injection of the hyaluronic acid Belotero. Plast Reconstr Surg. 2013;132(4 Suppl 2):59S–68S.
25. Lemperle G, Rullan PP, Gauthier-Hazan N. Avoiding and treating dermal filler complications. Plast Reconstr Surg. 2006;118(3S):92S–107S.
26. Lafaille P, Benedetto A. Fillers: contraindications, side effects and precautions. J Cutan Aesthet Surg. 2010;3(1):16–9.
27. De Boulle K. Management of complications after implantation of fillers. J Cosmet Dermatol. 2004;3(1):2–15.
28. Narins RS, Jewell M, Rubin M, Cohen J, Strobos J. Clinical conference: management of rare events following dermal fillers-focal necrosis and angry red bumps. Dermatol Surg. 2006;32(3):426–34.
29. Narins RS, Coleman WP, Glogau RG. Recommendations and treatment options for nodules and other filler complications. Dermatol Surg. 2009;35(Suppl 2):1667–71.
30. Chen K, Huang J, Gong W, Iribarren P, Dunlop NM, Wang JM. Toll-like receptors in inflammation, infection and cancer. Int Immunopharmacol. 2007;7(10):1271–85.
31. Mustak H, Fiaschetti D, Goldberg RA. Filling the periorbital hollows with hyaluronic acid gel: long-term review of outcomes and complications. J Cosmet Dermatol. 2017;17(4):611–6.
32. Andre P. Evaluation of the safety of a non-animal stabilized hyaluronic acid (NASHA—Q--Medical, Sweden) in European countries: a retrospective study from 1997 to 2001. J Eur Acad Dermatol Venereol. 2004;18(4):422–5.
33. Friedman PM, Mafong EA, Kauvar AN, Geronemus RG. Safety data of injectable nonanimal stabilized hyaluronic acid gel for soft tissue augmentation. Dermatol Surg. 2002;28(6):491–4.
34. Baumann LS, Shamban AT, Lupo MP, Monheit GD, Thomas JA, Murphy DK, Walker PS, JUVEDERM vs. ZYPLAST Nasolabial Fold Study Group. Comparison of smooth-gel hyaluronic acid dermal fillers with cross-linked bovine collagen: a multicenter, double-masked, randomized, within-subject study. Dermatol Surg. 2007;33(2):S128–35.
35. Johl SS, Burgett RA. Dermal filler agents: a practical review. Curr Opin Ophthalmol. 2006;17(5):471–9.
36. Allemann IB, Baumann L. Hyaluronic acid gel (Juvéderm™) preparations in the treatment of facial wrinkles and folds. Clin Interv Aging. 2008;3(4):629–34.
37. Falcone SJ, Berg RA. Crosslinked hyaluronic acid dermal fillers: a comparison of rheological properties. J Biomed Mater Res Part A. 2008;87(1):264–71.
38. Kablik J, Monheit GD, Yu L, Chang G, Gershkovich J. Comparative physical properties of hyaluronic acid dermal fillers. Dermatol Surg. 2009;35(1):302–12.

39. US Food and Drug Administration. Dermal fillers approved by the center for devices and radiological health. 2018. Available from: https://www.fda.gov/medical-devices/cosmetic-devices/dermal-fillers-approved-center-devices-and-radiological-health
40. Tran C, Carraux P, Micheels P, Kaya G, Salomon D. In vivo bio-integration of three hyaluronic acid fillers in human skin: a histological study. Dermatology. 2014;228(1):47–54.
41. Cox SE, Adigun CG. Complications of injectable fillers and neurotoxins. Dermatol Ther. 2011;24(6):524–36.
42. Rzany B, Cartier H, Kestemont P, Trevidic P, Sattler G, Kerrouche N, Jean CD, Ma YM. Full-face rejuvenation using a range of hyaluronic acid fillers: efficacy, safety, and patient satisfaction over 6 months. Dermatol Surg. 2012;38(7 Pt 2):1153–61.
43. Hirsch RJ, Stier M. Complications of soft tissue augmentation. J Drugs Dermatol. 2008;7(9):841–5.
44. Gladstone HB, Cohen JL. Adverse effects when injecting facial fillers. Semin Cutan Med Surg. 2007;26(1):34–9). WB Saunders.
45. Glaich AS, Cohen JL, Goldberg LH. Injection necrosis of the glabella: protocol for prevention and treatment after use of dermal fillers. Dermatol Surg. 2006;32(2):276–81.
46. Schanz S, Schippert W, Ulmer A, Rassner G, Fierlbeck G. Arterial embolization caused by injection of hyaluronic acid (Restylane®). Br J Dermatol. 2002;146(5):928–9.
47. Bachmann F, Erdmann R, Hartmann V, Wiest L, Rzany B. The spectrum of adverse reactions after treatment with injectable fillers in the glabellar region: results from the Injectable Filler Safety Study. Dermatol Surg. 2009;35(2):1629–34.
48. Leonhardt JM, Lawrence N, Narins RS. Angioedema acute hypersensitivity reaction to injectable hyaluronic acid. Dermatol Surg. 2005;31(5):577–9.
49. Soparkar CN, Patrinely JR, Tschen J. Erasing restylane. Ophthalmic Plast Reconstr Surg. 2004;20(4):317–8.
50. Vartanian AJ, Frankel AS, Rubin MG. Injected hyaluronidase reduces restylane-mediated cutaneous augmentation. Arch Facial Plast Surg. 2005;7(4):231–7.
51. Lowe NJ, Maxwell CA, Patnaik R. Adverse reactions to dermal fillers: review. Dermatol Surg. 2005;31(11 Pt 2):1616–25.
52. Alam M, Gladstone H, Kramer EM, Murphy JP, Nouri K, et al. ASDS guidelines of care: injectable fillers. Dermatol Surg. 2008;34(Suppl 1):S115–48.
53. Emer J, Levy L. Complications of minimally invasive cosmetic procedures: prevention and management. J Cutan Aesthet Surg. 2012;5(2):121–32.
54. Kraft CT, Bellile E, Baker SR, Kim JC, Moyer JS. Anticoagulant complications in facial plastic and reconstructive surgery. JAMA Facial Plast Surg. 2015;17(2):103–7.
55. Brown DG, Wilkerson EC, Love WE. A review of traditional and novel oral anticoagulant and antiplatelet therapy for dermatologists and dermatologic surgeons. J Am Acad Dermatol. 2015;72(3):524–34.
56. Bailey SH, Cohen JL, Kenkel JM. Etiology, prevention, and treatment of dermal filler complications. Aesthet Surg J. 2011;31(1):110–21.
57. Felice F. Treating the periorbital region. Prime J. 2017;5(2):42–4.
58. de Maio M, DeBoulle K, Braz A, Rohrich RJ. Alliance for the Future of Aesthetics Consensus Committee. Facial assessment and injection guide for botulinum Toxin and injectable hyaluronic acid fillers: focus on the midface. Plast Reconstr Surg. 2017;140:e540–50.
59. Peng PH-L, Peng J-H. Treating the tear trough: a new classification system, a 6-step evaluation procedure, hyaluronic acid injection algorithm, and treatment sequences. J Cosmet Dermatol. 2018;17(3):333–9.
60. Bagci B. A new technique for the correction of tear trough deformity via filler injections. Plast Reconstr Surg Glob Open. 2018;6(8):1–3.
61. Vasquez RAS, Park K, Braunlich K, Aguilera SB. Prolonged periorbicular edema after injection of hyaluronic acid for Nasojugal groove correction. J Clin Aesthet Dermatol. 2019;12(9):32–5.
62. Lambros VS. Hyaluronic acid injections for correction of the tear trough deformity. Plast Reconstr Surg. 2007;120(Suppl):74S–80S.
63. Kane MAC. Treatment of ear trough deformity and lower lid bowing with injectable hyaluronic acid. Aesthet Plast Surg. 2005;29(5):363–7.
64. Stutman RL, Codner MA. Tear trough deformity: review of anatomy and treatment options. Aesthet Surg J. 2012;32(4):426–40.

65. Steinsapir KD, Steinsapir SMG. Deep-fill hyaluronic acid for the temporary treatment of the Naso-Jugal groove: a report of 303 consecutive treatments. Ophthalmic Plast Reconstr Surg. 2006;22(5):344–8.
66. Glaser DA, Patel U. Enhancing the eyes: use of minimally invasive techniques for periorbital rejuvenation. J Drugs Dermatol. 2010;9(8 Suppl ODAC Conf Pt 2):118–28.
67. Sharad J. Dermal fillers for the treatment of tear trough deformity: a review of anatomy, treatment techniques, and their outcomes. J Cutan Aesthet Surg. 2012;5(4):229–38.
68. Trevidic P. The use of blunt-tipped cannulas for tear trough correction. J Drugs Dermatol. 2012;11(3):38–40.

第 5 章

眶周修复术中神经毒素的应用

Anthony V. Benedetto

引言：眶周注射肉毒杆菌毒素

注射肉毒杆菌毒素(BoNT)来减少上面部和眶周的皱纹是FDA批准的该药品用于整容修复的唯一适应证[1-4]。这些解剖部位包括眉间皱纹(眉中)、外眦皱纹(鱼尾纹)和抬头纹。面部是人体中肌肉插入皮肤的唯一部位。因此,当面部肌肉收缩时,面部的皮肤会向不同的方向移动。这会导致一个人无意识地升降眉毛、睁闭眼睛等。面部皮肤运动的不同方向是通过相反方向的肌肉收缩来完成的,以互补的方式来提升(提肌)或降低(降肌)面部皮肤。这些对抗肌肉有意或无意地收缩会引起水平、垂直、对角或径向的皱纹。非语言交流可以通过一块或多块面部肌肉的轻微收缩(即"面部表情肌")来表达。此外,面部运动对每位患者来说都是不同的,应该根据个人需求和要求进行适当的调整。当使用BoNT注射眶周区域时应尤为注意(图5.1)。

实用 BoNT 注射解剖学

收缩面部的任何肌肉都会使皮肤产生垂直于肌肉收缩方向的皱纹。即肌肉水平收缩会在面部造成垂直皱纹,肌肉垂直收缩会在面部造成水平皱纹。

眶周有5块肌肉,收缩会造成不同方向的皱纹(图5.2)。引起眉间纹的是上睫状肌和眼轮匝肌眶部的内侧水平纤维。眉间和鼻根的水平皱纹是由眼轮匝肌眶部的降眉肌、降眉间肌和眼轮匝肌内侧垂直纤维收缩引起的(见图5.2)。这4块肌肉(皱眉肌、降眉肌、降眉间肌和眶部眼轮匝肌)被认为是眶周区域的降肌。然而,眶周区(包

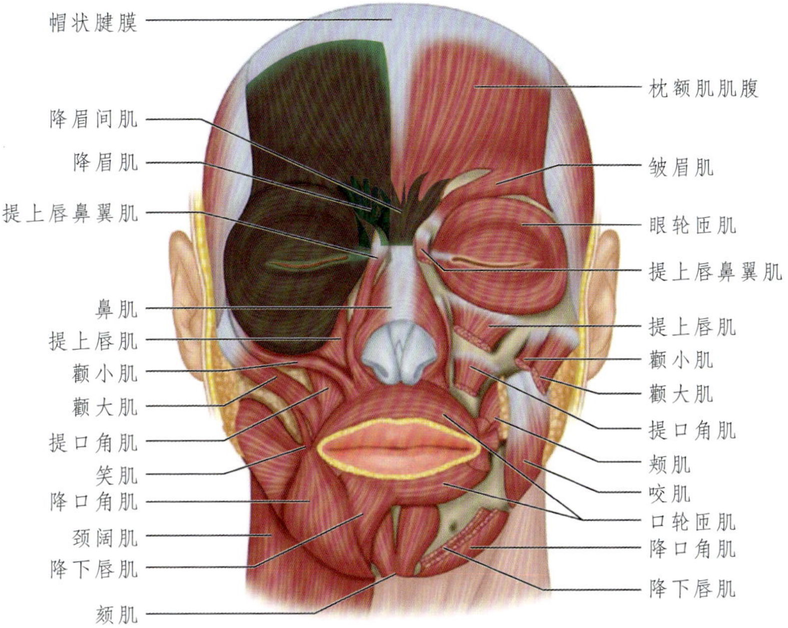

图 5.1　面部表情肌。

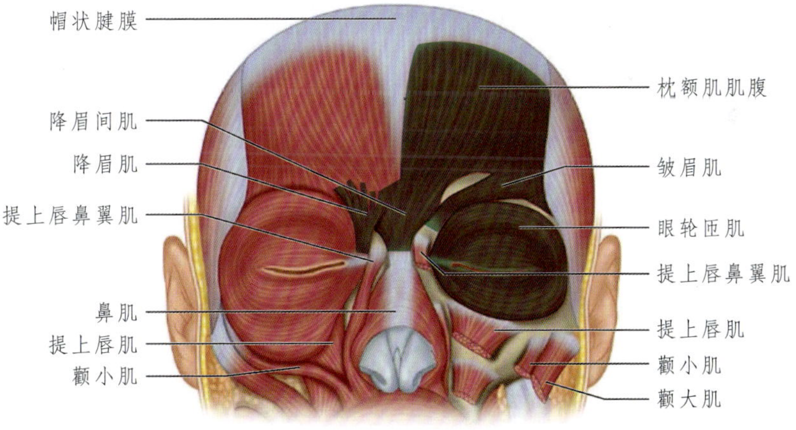

图 5.2　眶周区表情肌，由 1 块提肌（额肌）和 4 块降肌（皱眉肌、降眉肌、降眉间肌和眼轮匝肌）组成。

括眉毛和前额）只有一个提肌，即额肌（见图 5.2）。如果要实现上面部和眶周年轻化，所有的 5 块眶周肌肉，都必须使用 BoNT 进行治疗。这 5 块肌肉的具体位置如图 5.2 所示。

皱眉肌直接位于额骨内侧，恰好位于眼轮匝肌、降眉间肌、降眉肌和额肌上侧交错肌纤维的正下方。它通常以大约30°的斜角向外上走行，从额肌和眼轮匝肌上部交错的纤维下面伸出，在瞳孔中线和眶上切迹或孔附近的皮肤下面插入眉正中上方的软组织和真皮中，是5块肌肉中最深的一块（见图5.2）[5]。当注射该肌肉时，针必须深入并穿过位于其上方的其他浅表肌肉（即额肌和眼轮匝肌），以便到达正确的注射部位。眶周的其他4块肌肉可以通过皮下或皮内注射BoNT进行治疗（见图5.2）。

眉间和鼻根的水平皱纹是由眼轮匝肌的内侧垂直纤维和降眉肌的垂直纤维收缩而形成的，眼轮匝肌的垂直皱纹是由降眉间肌和眼轮匝肌内侧水平肌纤维收缩而成的。这3块肌肉也被称为“内侧降眉肌”（见图5.2）[6]。

降眉间肌是一块薄的（厚度≤1mm）、成对的肌肉，呈金字塔形状，中心位于两眉之间的眉间中线。降眉间肌的形状、大小和强度都会导致在鼻根形成不同类型的眉间纹（图5.3至图5.7）[7]。它位于皮肤表面下2~4mm的位置，使其很容易成为BoNT的注射点（图5.8）[4]。

眼轮匝肌是一块扁平而宽阔的肌肉，其纤维在眶周和眼睑上方形成一个完整的同心椭圆形环。它环绕眼球，覆盖眼睑，并向外延伸约3cm，超出骨性眶缘，与前额和面中部相邻的肌肉纤维交叉。这个括约肌样的肌肉可以分为3个部分。眼轮匝肌的最外层纤维称为眼轮匝肌的眶部，它的纤维完全环绕骨性眼眶，从上、下、内、外侧在眶缘外形成一括约肌环，超出骨性眶缘（图5.9）[8-10]。眶轮匝肌内侧部分的纤维分布明显更垂直，一些作者称其为“降眉肌”（见图5.9）[6,11-13]。眼轮匝肌内侧的收缩（即降眉肌）使眉毛向下并略微向内侧降低。眶周区域的内侧、外侧、上部和下部是肉毒杆菌毒素的常用注射点，以产生特定的美学效果[14]。

位于眼睑上的眼轮匝肌的中心内侧部分被认为是睑部肌肉，进一步细分为眶隔前部和睑板前部（见图5.9）[8,10]。眼轮匝肌中心内侧部分的收缩产生闭眼运动。眼轮匝肌的第3部分是眼轮匝肌泪腺部，它是泪道引流系统的一个组成部分（图5.10）。眼轮匝肌的3个组成部分在解剖学上和生理上是融合的，并作为眼睑分度器一致地发挥作用。

现有BoNT产品的制备和用量

BoNT存在于自然界中，被神经毒素相关蛋白（NAP）包绕，保护神经毒素不受不利环境条件和胃肠道中的蛋白酶溶解消化[15]。在商用A型肉毒杆菌毒素（BoNT-A）

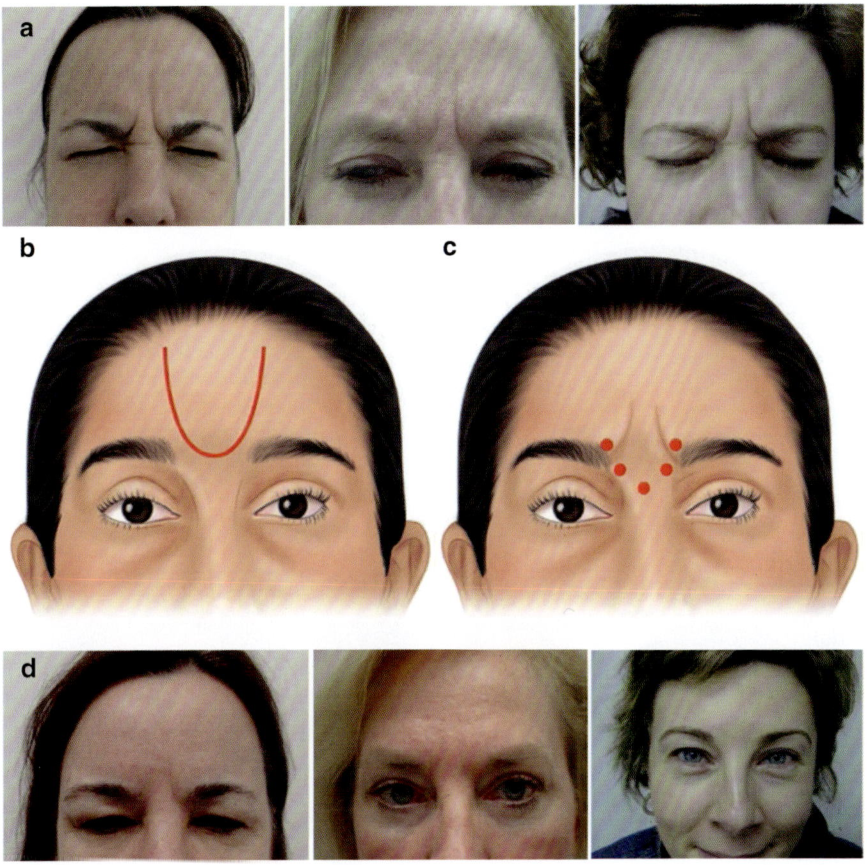

图 5.3　(a)轻度至中度的内侧眉毛向内靠拢和凹陷,形成了典型且最常见的眉间纹模式("U"形)。(b)常见的"U"形眉间纹,也称为"11"形。主要涉及的肌肉是皱眉肌和降眉间肌。(c)对这种常见的"U"形眉间纹采用五点注射模式。(d)同一患者在注射 OnabotulinumtoxinA(OnaBTX-A)2 周后,在休息状态皱眉。

的生产过程中,有些是与 NAP 复合生产的,有些则是不含 NAP 生产的。

这里讨论的不同 BoNT-A 的具体单位和剂量是每个制造商各自产品专有的,不能互换。这点至关重要,也就是说,即便制造商提供了 1:1 等效剂量比例,一种 BoNT-A 产品的相同剂量单位绝对不能与另一家制造商的 BoNT-A 产品的相同剂量单位替换用于治疗患者[1]。Allergan 公司是首家生产和销售第一种注射型 BoNT-A(OnaBTX-A)的公司,即用于治疗的 Botox®和用于美容目的的 Botox®Cosmetic。因此,所有随后生产的 BoNT-A 都与 Allergan 生产的产品进行了比较。

不同品牌的 BoNT-A 无法统一规格的原因是,Allergan 公司目前使用的基于细胞效力的测定方法是专有的,与其他制造商的专有效力测定方法不同,这些方法根

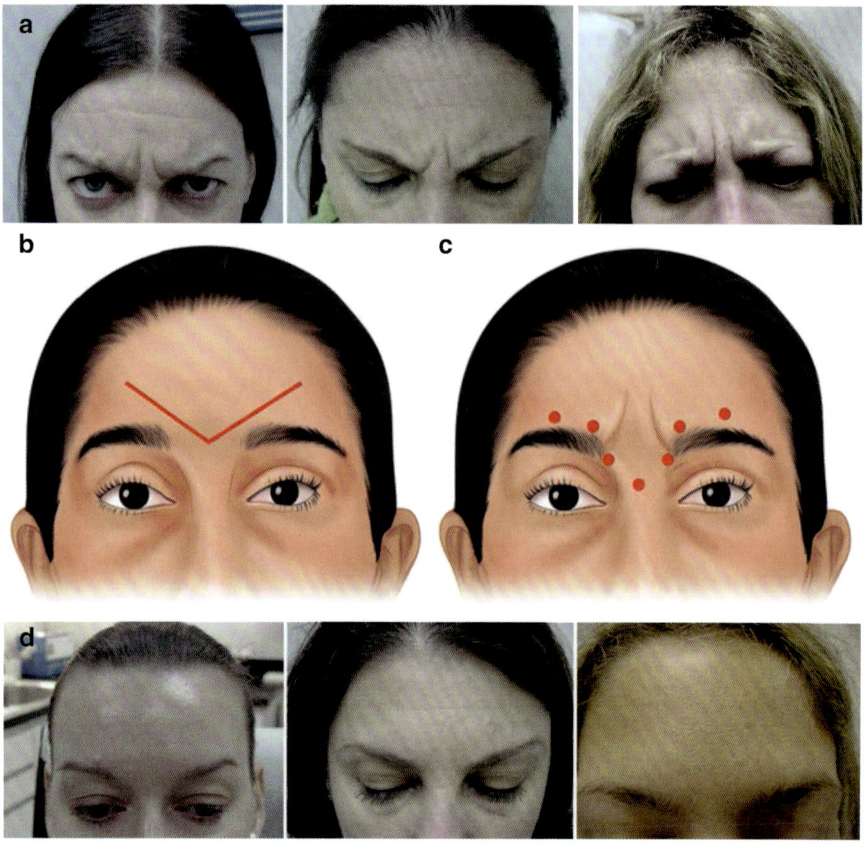

图 5.4 (a)中度到重度的内侧眉毛向内靠拢和内陷,形成了更深的眉间纹("V"形)。(b)眉间肌肉剧烈收缩,导致眉间纹呈"V"形。涉及的肌肉包括皱眉肌、降眉间肌和眼轮匝肌内侧部。(c)对这种夸张的"V"形眉间纹采用七点注射模式。治疗通常需要更高剂量的 BoNT-A。(d)同一患者在接受 OnaBTX-A 治疗后 3 周的情况。

据不同的生产工艺、稀释方案和实验室协议而有所不同[16,17]。因此,在使用任何类型的 BoNT-A,关键是要学会如何施用特定品牌的 BoNT-A 产品,而不依赖于任何转换比例,因为肌肉对特定配方和特定血清型 BoNT 的反应有所不同[16]。BoNT 的药代动力学和药效学仍有待确定,未来的发展几乎是无限的[18-20]。

1989 年,FDA 批准了 Botox®治疗斜视和眼睑痉挛[21]。到 2000 年,FDA 批准了 Botox®用于治疗颈椎肌张力障碍。2002 年 4 月,FDA 批准了 Botox®用于眉间纹的美容治疗。这使得 Allergan 公司创造了 Botox® Cosmetic 品牌[1]。Botox®和 Botox® Cosmetic 是完全相同的产品:它们在相同的配方中含有相同的活性成分,由相同的方法制造,只是适用范围和有效成分含量不同。Botox®用于治疗目的,而 Botox®

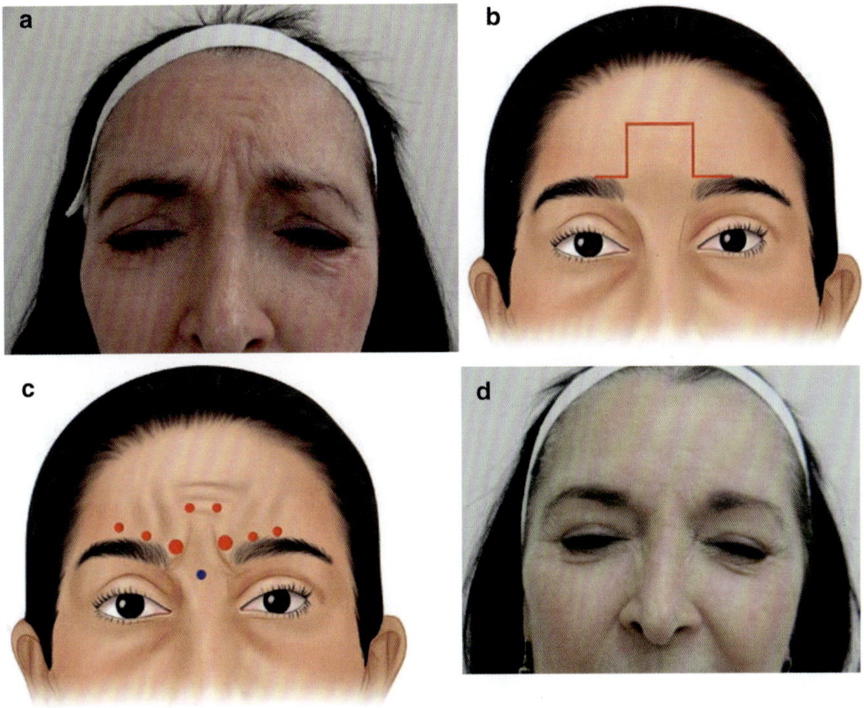

图 5.5 (a)眉间内侧内收,眉间中心抬高,中间凹陷,形成了"Ω"形眉间纹。(b)"Ω"眉间纹的轮廓形态。涉及的肌肉包括皱眉肌和额肌中部偏下位置。(c)"Ω"形眉间纹采用八点注射模式。皱眉肌及额肌中部偏下位置需要使用较高剂量的 OnaBTX-A,通常无须对降眉间肌进行注射(蓝色点,作者的改良)。(d)同一患者在接受 OnaBTX-A 治疗后 1 个月的情况。

Cosmetic 用于美容目的[1,22]。随后,除了 Botox®和 Botox® Cosmetic 之外,多种 BoNT-A 产品在美国被批准用于治疗和美容目的。第一种是 Dysport®,它于 2009 年 5 月被 FDA 批准用于治疗和美容目的[2,23-25]。2011 年 7 月,Xeomin®(一种非复合型 BoNT-A)被 FDA 批准用于治疗和美容目的[3,26-28]。2019 年 2 月,FDA 批准 JEUVEAU™ 用于美容目的[5,29](表 5.1)。

为了在不提及商品名的情况下区分当前和未来不同配方的 BoNT,2009 年 4 月,FDA 为目前批准的不同类型的 BoNT 分配了非专利药名,一种"通用"名称,再次强调了它们的独特性和不完全等效性。OnaBTX-A 被分配给 Botox®和 Botox®Cosmetic,在欧洲某些国家也称为 Vistabel®,在意大利称为 Vistabex®。AbobotulinumtoxinA(AboBTX-A)被分配给 DYSPORT®,在欧洲也称为 Azzalure®,在其他地方称为 Reloxin®。IncobotulinumtoxinA(IncoBTX-A)被分配给 Xeomin®,在比利时又称为

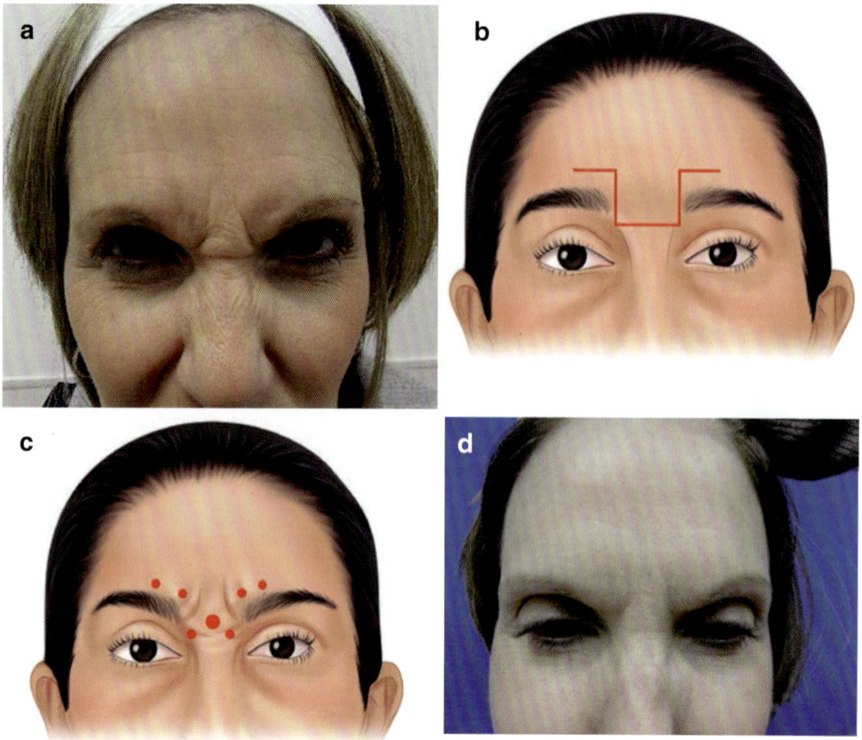

图 5.6 (a)眉毛内侧的凹陷程度大于内收,形成了“Ʊ”形眉间纹。注意鼻根部的深水平皱纹。(b)不常见的一种眉间内收类型,产生“Ʊ”形眉间纹,涉及的肌肉包括降眉间肌和降眉肌。(c)对这种不常见的“Ʊ”形眉间纹采用不同的七点注射模式。降眉间肌需要使用更高剂量的 OnaBTX-A。(d)同一患者在接受 OnaBTX-A 治疗后 2 周。

Xeomeen®,在欧洲和其他地方称为 Bocouture®。PrabotulinumtoxinA(PraBTX-A)现已获准在美国以 Jeuveau™ 分销，在亚洲被称为 Nabota，在欧洲和加拿大被称为 Nuceiva。B 型肉毒杆菌毒素(BoNT-B)在美国被称为 Myobloc®,在欧洲被称为 Neurobloc®,分配的名称为 Rimabotulinumtoxin B(RimaBTX-B)。目前在世界其他地区可用的其他 BoNT 见表 5.2。

美国目前市面上所有可用的 BoNT-A 都以某种粉末形式储存,在使用前需要重新配制。每个制造商都对如何重新配制其产品有自己的建议,这取决于瓶中产品的不同剂量(见表 5.1 和表 5.2)。表 5.3 至表 5.5 说明了根据每个瓶中 BoNT-A 的含量确定的各种产品的推荐重新配制体积。有些产品需要在特定温度下冷藏;其他的可以在室温下保存。重新配制后,每个产品都有具体的继续存储说明,但大多数产品只能在特定的温度下冷藏有限时间。各个产品的保质期可能不同,即使是同一

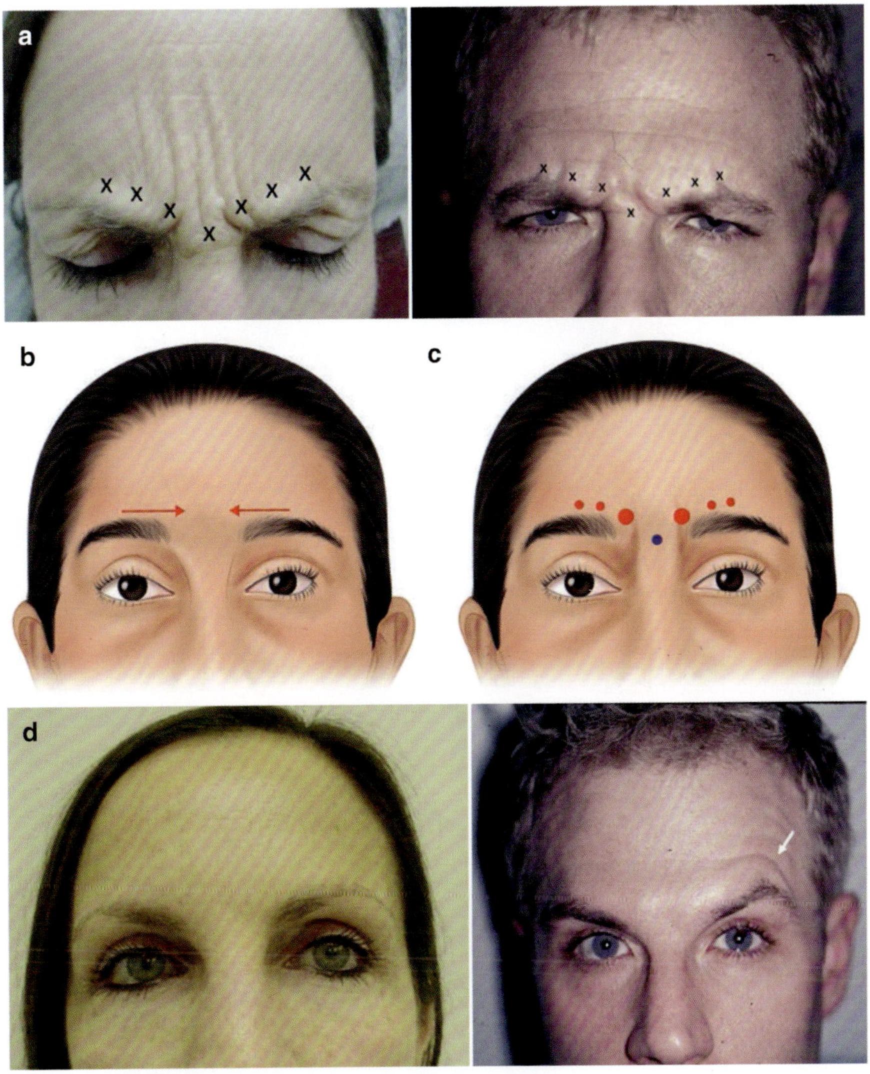

图 5.7 (a)眉毛的内收和靠拢形成"波纹"状和"箭头"状眉间纹。男性、女性均可出现,内侧眉毛有轻微凹陷。(b)这是一种不常见的眉间肌收缩类型,导致形成"箭头"状"平行线"状(作者命名)眉间纹,涉及的肌肉包括皱眉肌和上睑中部的水平眼轮匝肌。(c)对于这种皱纹,采用七点注射模式,主要针对皱眉肌和上睑眼轮匝肌中段(蓝色点,作者的改良)。(d)同一患者在接受 OnaBTX-A 治疗后 2 个月的情况。注意治疗后男性患者的左眉有轻微提升(称为 Mephisto 眉)。

种产品,根据瓶内产品的剂量,保质期也可能不同。例如,OnaBTX-A 可在 2~8°C 的恒温冰箱中以干燥的粉状保存,100U 的产品可以存放长达 36 个月,但 50U 的产品只能存放 24 个月[1]。虽然重新配制后的 OnaBTX-A 建议在 4 小时内使用,但研究表明,该产品重新配制后的效力可保持长达 6 周[2-5,30-32]。

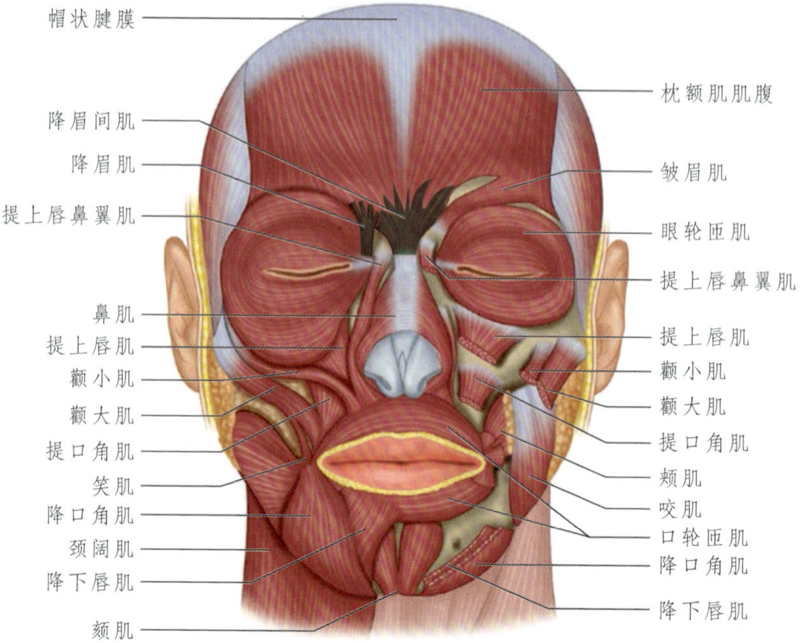

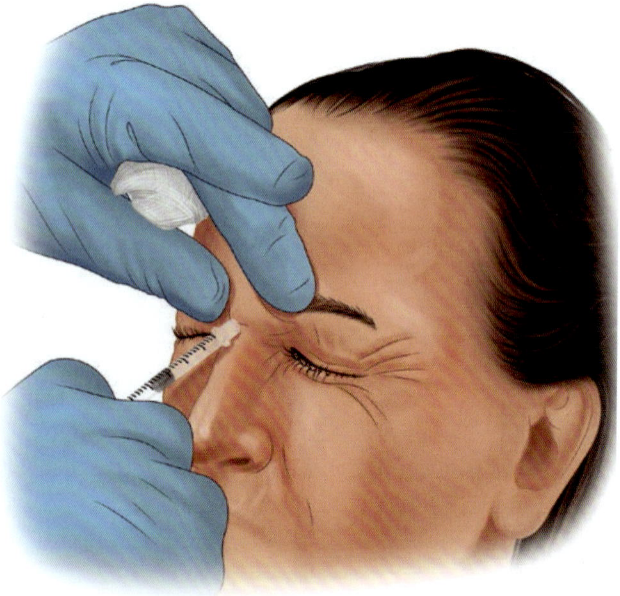

图 5.8　降眉肌是眉间的小肌肉。降眉间肌是眉间中线深部的肌肉。

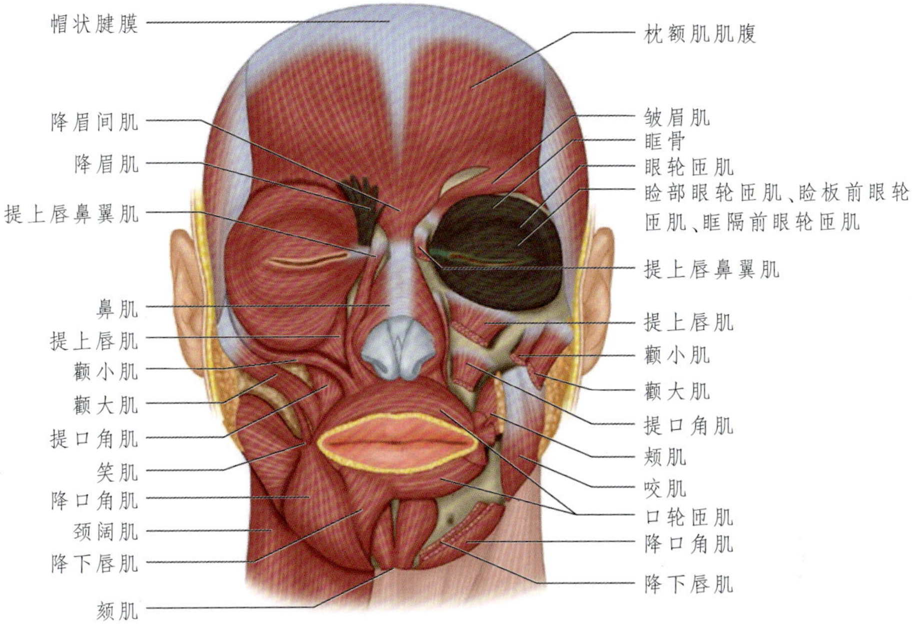

图 5.9　眼轮匝肌细分为不同的部分，并与眉间的其他降肌和提肌交叉。

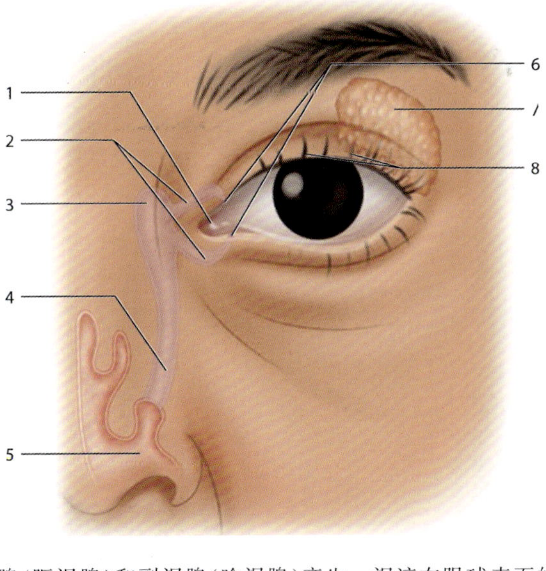

图 5.10　泪液由主泪腺（眶泪腺）和副泪腺（睑泪腺）产生。泪液在眼球表面的分布是通过眼睑的运动来实现的。泪液通过泪道系统进入鼻腔，由眼轮匝肌的收缩推动。1，泪阜和泪湖；2，泪小管；3，泪囊；4，鼻泪管；5，下鼻道；6，上、下泪乳头及泪点；7，眶泪腺；8，睑（副）泪腺。

表 5.1 FDA 批准的全球可用于美容注射的 BoNT 产品

产品	公司	国家	细菌菌株	生产过程	U/瓶[a]	辅料/瓶[b]
Dysport®/Reloxin®/Azzalure®	Ipsen/Galderma	法国/瑞士	Hall NCTC 2916 与 NAP 复合生产[c]（600~900kD[d]）	沉淀、透析、色谱	125/300/500	0.125mg HSA 2.5mg 乳糖
Botox®/Botox® Cosmetic/Vistabel®/Vistabex®	Allergan, Inc. plc	美国/爱尔兰	Hall-hyper 与 NAP 复合生产（900kD）	酸沉淀、透析	50/100/200	0.5mg HSA 0.9mg NaCl
Xeomin®/Xeomeen®/Bocouture®	Merz GmbH	德国	Hall ATCC 3502 不含 NAP 生产（150kD）	未知	50/100/200	1mg HSA 4.7mg 蔗糖
Jeuveau®/Nabota®/Nuceiva®	Evolus, Inc/Daewoong Pharmaceutical Co. Ltd.	美国/韩国	Hall-hyper? 与 NAP 复合生产（900kD）	高纯技术®（专利）	100	0.5mg HSA 0.9mg NaCl

Source: Adaptation of Toxin Science Limited, 2019

注意：所有产品都经过冷冻干燥（Dysport®、Xeomin® 和 Jeuveau®）或真空干燥（Botox®）

[a] 各产品间效力单位不可相互替换。

[b] HSA，人血清白蛋白。

[c] NAP，神经毒素相关蛋白。

[d] kD，千道尔顿。

表 5.2 已批准的(美国以外)来自亚洲的 BoNT 产品(截至 2018 年的当前产品)

产品	公司	国家	菌株	生产过程	U/瓶	辅料/瓶 [a]
BTXA®/Prosigne®/Redux®/Lantox®/Lanzox®	兰州生物制品研究所/休源国际	中国	Hall-hyper	结晶、透析	50/100	5mg 明胶 25mg 葡聚糖 25mg 蔗糖
Meditoxin®/Neuronox®/Siax®/Botulift®/Cunox®	Medytox, Inc	韩国	Hall-hyper	酸沉淀、透析	50/100/200	0.5mg HSA 0.9mg NaCl
Innotox®/MT10109L(液态产品)	Medytox, Inc	韩国	Hall-hyper	未知	25/50	不含 HAS 或其他动物产品
Coretox®/MT10107(纯化毒素—无 NAP)	Medytox, Inc	韩国	Hall-hyper	未知	100	蛋氨酸多山梨酸蔗糖
Botulax®/Zentox®/Regenox®	Hugel 制药	韩国	CBFC26	鱼精蛋白-DEAE 琼脂糖层析	50/100/200	0.5mg HSA 0.9mg NaCl
Nabota®/Evosyal®(DWP 450)	Daewoong 药业有限公司	韩国	Hall-hyper?	高纯技术®(专利)	100	0.5mg HSA 0.9mg NaCl

Source: By courtesy of Toxin Science Limited, 2017

[a] 辅料的浓度取决于小瓶中单位的数量。

表 5.3 OnaBTX-A、IncoBTX-A 和 PraBTX-A 各 100U 的瓶装稀释度

稀释体积(0.9% NaCl)	U/0.1mL	U/0.01mL
1.0mL	10.0	1.0
2.0mL	5.0	0.5
2.5mL	4.0	0.4
4.0mL	2.5	0.25
5.0mL	2.0	0.20
8.0mL	1.5	0.15
10.0mL	1.0	0.1

表 5.4 AboBTX-A 500U 的瓶装稀释度

稀释体积(0.9% NaCl)	U/0.1mL	U/0.01mL
1.0mL	50.0	5.0
2.0mL	25.0	2.5
2.5mL	20.0	2.0
5.0mL	10.0	1.0

表 5.5 AboBTX-A 300U 的瓶装稀释度

稀释体积(0.9% NaCl)	U/0.1mL	U/0.01mL
0.6mL	50.0	5.0
1.0mL	30.0	3.0
1.5mL	20.0	2.0
2.5mL	12.0	1.2
3.0mL	10.0	1.0

RimabotulinumB 一直以不同剂量的液体形式存储。它是第一种也是唯一一种配制好可直接使用的 BoNT。它在冷藏条件下可以稳定保存 36 个月，在室温下可以稳定保存 9 个月。目前，它有 3 种剂量体积可供选择：0.5mL 2500U、1.0mL 5000U、2.0mL 10 000U，且具有相同浓度(5000U/mL)。

目前，AboBTX-A 的生产商 Ipsen 和韩国产品 Innotox®(NivobotulinumtoxinA)的美国分销商 Allergan 正在进行临床试验(见表 5.2)，FDA 正在审核其 BoNT-A 液体

配方，产品规格及毒素生物利用度将在被批准时进行标准化。

几项研究评估了重新配制 BoNT 时污染的潜在风险。没有证据表明任何不良事件与使用或重复使用小瓶 OnaBTX-A 有关，这些小瓶 OnaBTX-A 重新配制超过 4 小时，并在多个患者的治疗中重复使用[33]。在另一项研究中，常规冰箱存储 100U 的瓶装重新配制 IncoBTX-A，即使由不同的人员从相同的瓶子中连续抽取溶液，也不会导致任何微生物污染。在重新配制后至少 7 周内，从同一瓶中抽取的 BoNT 在临床使用中是安全的[33-35]。

一项广泛而复杂的研究证实了不同国家的报告、国际共识报告，以及关于在美国、俄罗斯和欧洲不同国家使用不同剂量的 OnaBTX-A、AboBTX-A 和 IncoBTX-A 的推荐意见，确认了在不同国家中对所有 BoNT 的使用缺乏共识，以及缺乏统一设计(表 5.6 和表 5.7)[36]。

如何注射：剂量及实际操作要点

当在眶周区域注射 BoNT 或任何其他可注射药物时，患者和医生都应该保持放松、舒适和专心的状态。患者取坐位或半卧位，治疗台应光线充足，医生在两侧均能操作。在注射任何特定品牌的 BoNT 之前，应该对患者及其皱纹进行彻底的预处理评估。这应该包括检查患者的静止状态和完全运动状态的皱纹。在确定治疗眶周内侧区域的剂量时，患者用力斜视、皱眉时，用非优势手指尖掌面轻触眉间肌(图5.11)。

表 5.6　剂量当量

治疗区域	OnaBTX-A：AboBTX-A (美国)		IncoBTX-A：AboBTX-A (俄罗斯)		IncoBTX-A：AboBTX-A (国际)	
眉间纹	20:52.5	1:2.6	20:50	1:2.5	20:50	1:2.5
鱼尾纹	10:25	1:2.5	12:20	1:1.7	20:22.5	1:1.1

表 5.7　不同 BoNT 注射点的推荐量

治疗区	OnaBTX-A			IncoBTX-A		AboBTX-A		
	德国	法国	美国	俄罗斯	国际	俄罗斯	国际	美国
眉间纹	5~7U	2~5U	5~7U	5~6U	5~7U	3~5U	5U	3~5U
鱼尾纹	3~5U	2~5U	2~5U	3~4U	2~5U	3~6U	3U	3~4U

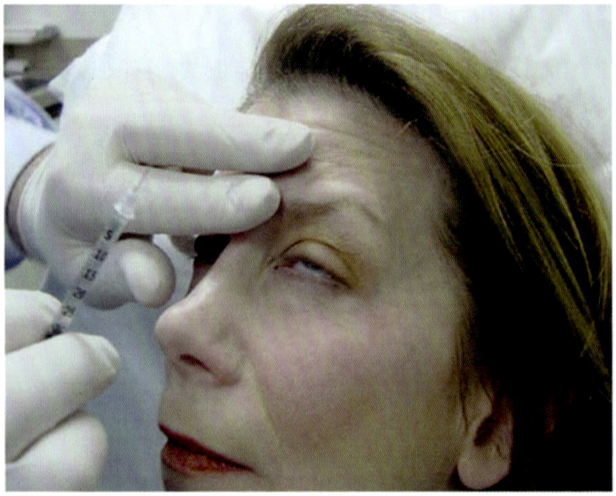

图 5.11 用非优势手指尖掌面触诊有助于确定 BoNT-A 注射的位置和剂量。

这将有助于确定位置、大小和需要治疗的单个眉间肌的强度。在治疗眉间区时，有 FDA 批准的剂量和标准注射点（图 5.12b）。而不同的患者注射不同剂量的 BoNT-A 可以产生更精细、更精确的效果，初次注射者应遵守标签上的剂量并采用 BoNT-A 标准注射技术。随着治疗患者经验的积累，可发展自己的注射技术并择优剂量。用于治疗眉间的常用且标准化的注射技术是将 BoNT-A 注射到 5 个不同的部位，所用剂量已经得到了 FDA 的批准（图 5.12）。标签上的剂量取决于所使用的专有 BoNT 产品（见表 5.6 和表 5.7）[1-5,17,37-39]。当医生注射 BoNT 的技术娴熟后，可以根据个别患者的皱纹模式进行最佳调整，特别是当治疗不同患者可能出现的不同皱纹情况时。Trinidade 等人描述了 5 种不同的眉间纹类型（见图 5.3 至图 5.7）。对于每一种独特的眉间纹类型，不同的注射位置和剂量可以提高最终的美学效果。通常情况下，由于男性眉间肌肉的力量较强，所以他们需要大约 2 倍的注射剂量，有时甚至需要更多的注射点（在眉间和眉毛内侧 7 个或更多的位置）来达到预期效果，可以维持 3~4 个月甚至更久（图 5.13）[40-44]。

如果紧靠眉毛上方的额肌交错的肌纤维没有被放松，在那些眉间降肌明显放松的患者中，由于额肌的上提作用，眉毛可能会有一个明显的 2~3mm 的高拱形[45-49]。这是眉毛降肌（皱眉肌、降眉肌、眼轮匝肌和降眉间肌）和眉毛提肌（额肌）之间动态关系的结果，额肌是上面部唯一的提肌（见图 5.1 和图 5.2）[45,47]。通常，BoNT 治疗眉间纹的效果至少可以维持 3~4 个月。

由于各种原因，接受 BoNT 治疗的患者可能会出现不对称，尤其是那些第一次接受治疗的患者。因此，所有患者都应在治疗后 2~3 周内复诊，进行治疗后重新评

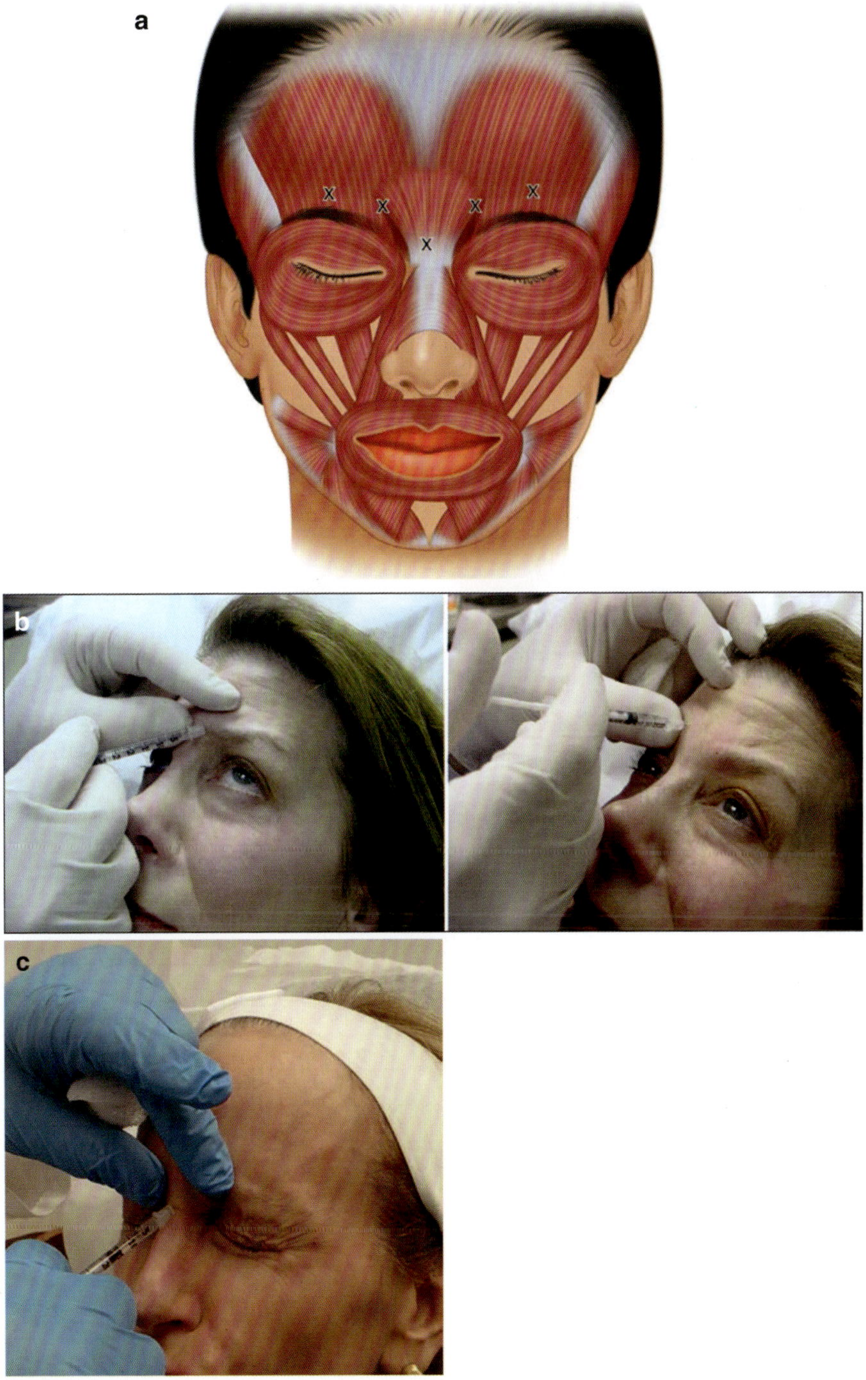

图 5.12　(a)治疗眉间纹的 5 个标准注射点。(b)皱眉肌注射技术。(c)在鼻根中线处注射降眉间肌时,注射深度应该在骨上方。

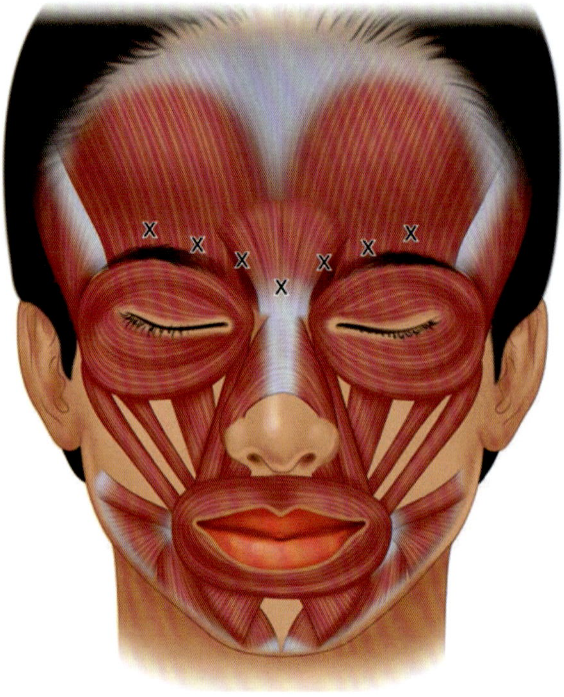

图 5.13 用于治疗因眉间肌过度发达导致眉间纹及皱眉纹加深的 7 个标准注射点。

估和可能的补注射。由于许多不同的原因，不同的 BoNT 维持时间不同。此外，频繁使用不同的 BoNT-A 进行维持治疗可能最终会延长后续治疗之间的间隔，特别是在 2~3 年频繁使用不同的 BoNT-A 进行维持治疗之后，后续治疗之间的间隔可能最终会延长。

外眦是另一处允许注射治疗的部位，但仅可使用 OnaBTX-A 和 AboBTX-A 来增强和恢复眶周区域。与眉间肌一样，治疗前应彻底评估外眦，让患者用力眯眼然后微笑以显示牙齿的完整外观。这可使患者显示外眦区域的皱纹。在外眦注射 OnaBTX-A 或 AbAbtx-A 时，医生应站在治疗区域的对侧，患者面朝注射器。这样可使医生接近外眦，针尖指向并远离患者的眼睛。在充足的光照下，医生用非优势手在靶区上方拉伸皮肤，这样能够看到位于该区域皮肤下方的大量血管(图 5.14)。在外眦周围注射 OnaBTX-A 或 AboBTX-A 时，必须保持距外侧骨性眶缘外至少 1.5~2.0cm[1,50,51]。外眦皱纹美容治疗的批准推荐剂量为：4U OnaBTX-A 或 10U AboBTX-A 注射到距彼此 1.5~2.0cm 的外侧眶周区域的三个皮下部位，每个外眦的总剂量为 12U OnaBTX-A 或 30U AboBTX-A(图 5.15 和图 5.16)。

FDA 批准了在外眦区注射 OnaBTX-A 的两种注射模式(见图 5.15 和图 5.16)。当外眦皱纹从眶骨向颞窝对称分布在外眶水平线的上方和下方时，可选用其中一

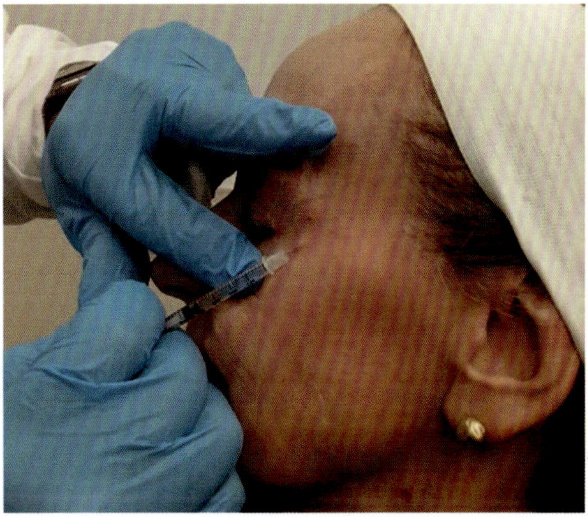

图 5.14　注射鱼尾纹或外侧眼轮匝肌时，注射者站在患者对侧，插入针头，并注意远离外侧眼角和眼球，用非优势手拉伸皮肤有助于观察眼周浅表血管。

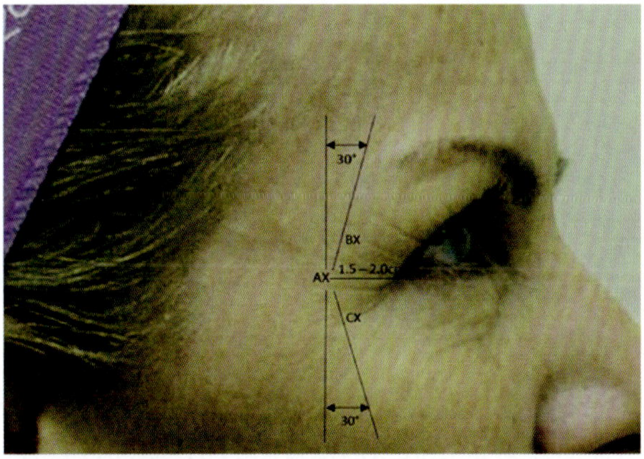

图 5.15　此注射模式适用于从外眦中心点开始平行向外辐射的外眦皱纹。第一注射点（AX）应至少注射到外眦和骨性眶缘外侧 1.5~2.0cm 处。第二注射点（BX）比 AX 高 1.5~2.0cm，以 30°角注射，始终保持在骨性眶缘外侧 1.5~2.0cm。第三注射点（CX）与 AX 的注射角度相同，但低于 AX，必须保持在颧骨上缘（法兰克福平面）的上方，而不能位于穿过外眦的假想垂直线的内侧。

种注射模式。注射 OnaBTX-A 或 AboBTX-A 时应从距外侧骨性眶缘 1.5~2.0cm 的起点开始（图 5.15：AX）。这个中心注射起点（AX 点）应注射 4U OnaBTX-A 或 10U AboBTX-A（图 5.15：AX）。第二个注射点（BX 点）（图 5.15：BX）是将 4U OnaBTX-A 或 10U AboBTX-A 以 30°角注入距第一个注射点（AX 点）前上方 1.5~2.0cm，距骨性

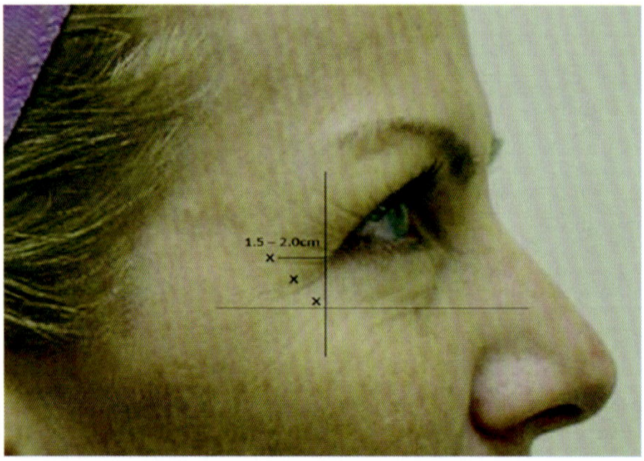

图 5.16 对于大多数外眦皱纹位于外眦水平线下方的患者，建议采用这种注射方式。3 个注射点应分别位于外眦 1.5~2.0cm 处，保持在颧骨弓上缘(法兰克福平面)的上方，且不超过穿过外眦的假想垂直线的内侧。

眶缘 1.5~2.0cm 处。第三次注射 4U OnaBTX-A 或 10U AboBTX-A 的点(CX 点)(见图 5.15：CX)位于第一个注射点(见图 5.15：AX)前下方 1.5~2.0cm，距离骨性眶缘外侧 1.5~2.0cm 处，以相同的 30°角注射。在第三次注射时，由于位置较低，注射点必须保持在颧骨上缘的上方，并保持在一条穿过外眦的假想垂直线的侧方。

对于外眦皱纹主要位于外眦水平线下方的患者，应使用第二种推荐的注射模式(见图 5.16)。4U OnaBTX-A 或 10U AboBTX-A 的 3 个注射点应分别在外眦外侧 1.5~2.0cm 且彼此相距 1.5~2.0cm 的位置，较低的注射点不低于颧骨的上缘，也不应位于穿过外眦的假想垂直线的内侧(见图 5.16)。

由于眶周区域的皮肤很薄，针尖应斜面朝下插入皮肤，且不应超过 2mm。每个注射点增加的风团证明注射是在适当的深度进行的(图 5.17)。这将使 OnaBTX-A 或 AboBTX-A 缓慢而均匀地扩散到下方的眼轮匝肌外侧肌纤维中。男性可能需要稍高的剂量，每侧注射 15~20U OnaBTX-A 以获得较满意的结果(图 5.18)[1]。由于不同患者的外眦皱纹模式也可能不同，因此应针对每位患者进行个体化 OnaBTX-A 或 AboBTX-A 治疗(图 5.19)。根据患者的年龄和皮肤松弛程度，颧骨下部的皱纹可以延续到面颊的颧骨区域，直至口角(图 5.20)。典型的情况是，患者可能具有任何一种或多种模式的皱纹，甚至面部右侧和左侧的皱纹形状和严重程度都可能不同(图 5.21)[52]。此外，患者还可能同时拥有一定数量的静态皱纹和动态皱纹，但只有动态皱纹才能通过注射 OnaBTX-A 或 AboBTX-A 有效去除。凭借经验，注射者将根

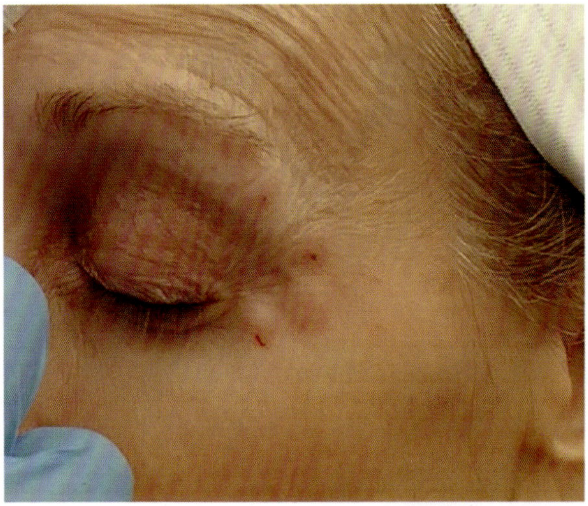

图 5.17 在每个注射点鼓起的风团可以证明注射在鱼尾纹的深度是合适的。

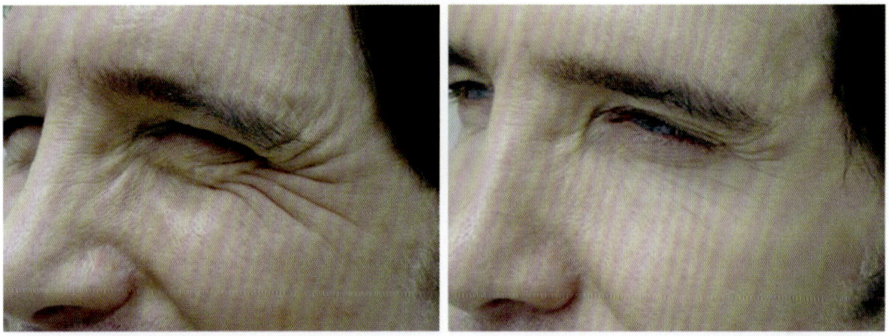

图 5.18 男性可能需要比女性稍高的剂量，正如该患者每侧注射 OnaBTX-A 18U，获得了较满意的效果。图片分别为该患者在治疗前和治疗后 1 个月就诊时的状态。

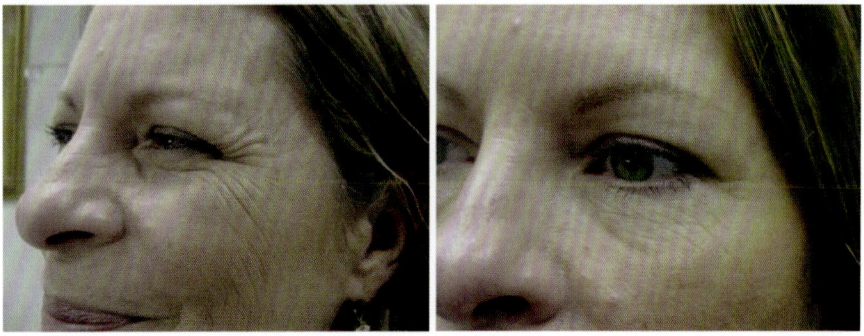

图 5.19 鱼尾纹治疗前及治疗后 3 周。

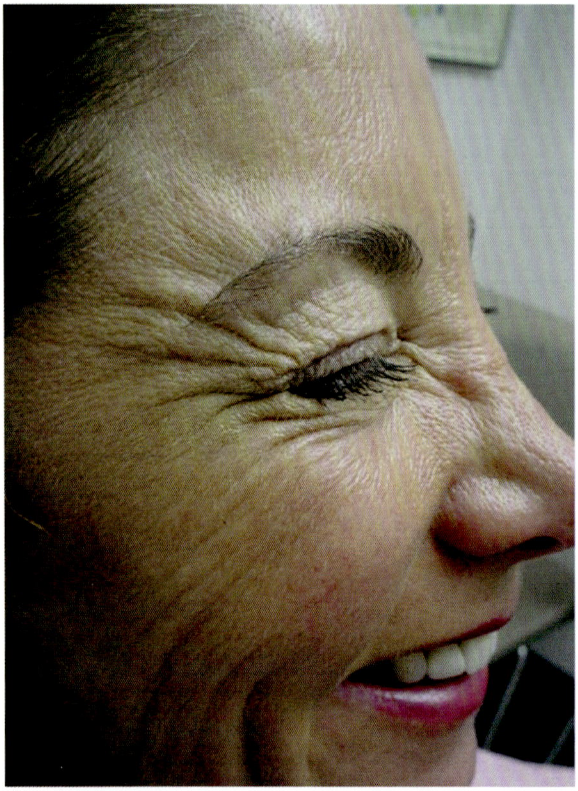

图 5.20 在外眦，颧骨下部的皱纹可以延续到面颊的颧骨区域，直至口角。

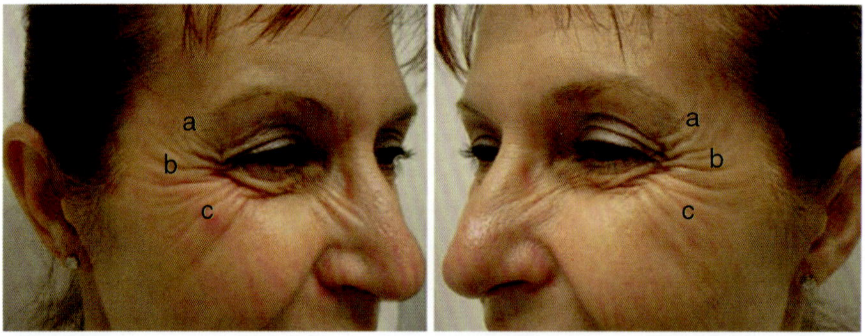

图 5.21 不同鱼尾纹形态。a，上眼睑皱纹。b，外侧皱纹。c，下眼睑皱纹和颧骨皱纹。接受 OnaBTX-A 治疗前面部两侧的皱纹。

据外眦皱纹的模式、深度和严重程度及皮肤厚度、有无皮肤下血管来调整 OnaBTX-A 或 AboBTX-A 的注射部位数量和剂量（图 5.22）[37-39,51-54]。为了避免刺破外眦内和周围的许多浅表血管，可以皮内或皮下注射 OnaBTX-A 或 AboBTX-A，在皮肤表面产生风团（见图 5.17）。医生必须避免在颧骨上缘下方进行深部注射，因为这会对提

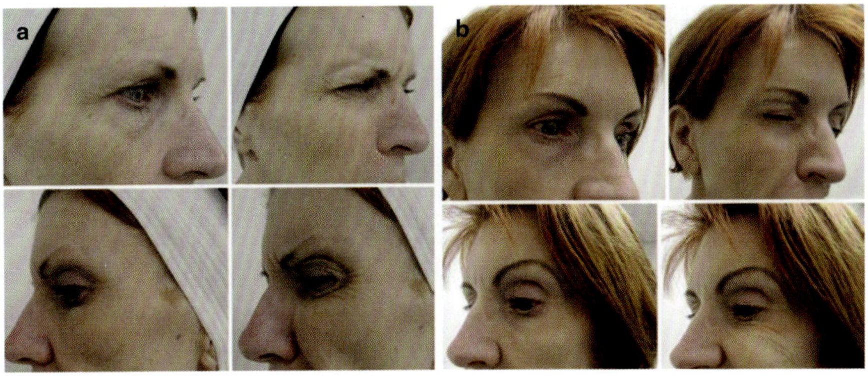

图 5.22 患者使用 OnaBTX-A 治疗外眦皱纹前(a)和治疗后 1 个月(b)。

上唇肌(颧小肌和颧大肌)产生不利影响并削弱其功能,并导致下面部不对称和口周运动功能障碍[55]。OnaBTX-A 或 AboBTX-A 治疗外眦皱纹的持续时间通常与治疗面部其他区域的持续时间大致相同。使用 OnaBTX-A 至少可减少鱼尾纹达 3 个月的时间,有时甚至可长达 4 个月或更长时间,而使用 AboBTX-A 则可获得长达 6 个月的效果,这取决于适当的剂量和准确的注射位置。对于某些患者,重复注射 OnaBTX-A 和 AboBTX-A 会延长持续时间。

可能的并发症及处理方法

在眶周区域注射任何 BoNT 时,上睑下垂是最重要和最常见的并发症之一(图 5.23)[22,49,56]。上睑下垂可能是由于注射的 BoNT 通过眶隔扩散,削弱上睑提肌肌力(图 5.24)。这可能更多发生在眶隔屏障功能随着年龄增长而减弱的老年患者中,或者当大量高度稀释的 BoNT-A 被快速、用力、深入、低层次地注射在骨性眶上缘附近时。有时在这个位置,上睑提肌的一些肌纤维可以向前延伸到上睑提肌腱膜,使注射的 BoNT-A 更易接触到功能性肌纤维,从而削弱上睑提肌并导致上眼睑下垂(图 5.23)。年轻患者的上睑下垂通常是由于在眉中区域强力注射 BoNT-A 过深,尤其是在大量注射时。导致上睑下垂的另一个原因是,BoNT-A 常规地在距眉毛上缘 2cm 处注射,而不是距骨性眉弓或眉嵴 2cm 处深入皮肤注射。女性的眉毛通常位于上睑褶皱上方约 5cm 处。男性的眉毛通常直接生长在眉嵴上方或下方。然而,有些女性的眉毛位置和男性一样低。因此,不要以眉毛作为注射 BoNT 的参考点,而应以骨性眶上缘作为参考点,并且不要在骨性眶上缘以上 3~4cm 或 2~3cm 高于眉嵴或

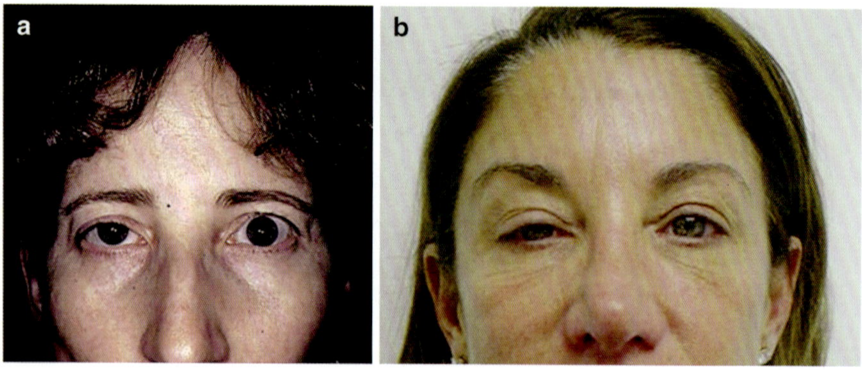

图 5.23 上睑下垂(两名患者的右眼上方)是在眶周区域注射任何 BoNT 时最重要和最常见的并发症之一。上睑下垂可能是由于注射的 BoNT 通过眶隔扩散,削弱了上睑提肌肌力。

眉弓处注射 BoNT。在男性或女性的眉毛正上方注射 BoNT-A 会使他们的提肌腱膜面临暴露于 BoNT 的风险,因为腱膜会在骨性眶上缘穿出(见图 5.24)。任何距离骨性眶缘不超过 3cm 的注射,无论眉毛位于眉嵴上的哪个位置,都会使 BoNT 直接或间接到达提肌腱膜并削弱其远端肌肉纤维,从而导致上睑下垂。

上睑下垂是上睑下垂 1~2mm 或更多,遮住虹膜上缘(见图 5.23)[49]。上睑下垂可在注射 BoNT 后 48 小时或 7~10 天后出现,可持续 2~4 周或更长时间。上睑下垂的解决方法是眼内滴注一两滴 0.5%的阿普可乐 (Iopidine®,Alcon Laboratories,Inc.,Fort Worth,TX),这是一种具有轻度 α1 活性的 α2-肾上腺素激动剂。它可暂时收缩穆勒肌(上睑的无纹路、平滑、拟交感神经提肌),并将上睑抬高 1~2mm。如果上睑下垂在 15~20 分钟后持续存在,则可能需要在受影响的眼睑升高之前再滴入一两滴。这个过程可以每天重复 3~4 次。大约 20%的患者会因频繁使用阿普乐定而发生接触性结膜炎。散瞳剂和血管收缩剂去氧肾上腺素[Mydfrin 2.5%,Alcon Laboratories,Inc.,Fort Worth,TX,或 Neo-Synephrine® HCl,2.5% Ophthalmic Solution,USP,Paragon BioTeck,Bausch & Lomb(a division of Valeant,Laval,Quebec,Canada)]是一种 α1 激动剂,当没有阿普乐定时也可以使用[37]。然而,即使仅使用 2.5%的滴眼液,与使用阿普乐定相比,使用去氧肾上腺素相关的潜在副作用更多。去氧肾上腺素可升高眼压,引起全身过敏和荨麻疹反应、局部接触性和刺激性皮炎、急性加重闭角型青光眼、心律失常和高血压。因为它也是一种强效散瞳剂,即使是一滴去氧肾上腺素也会引起患者不适,并且视力可能会受到影响。眼科散瞳剂和血管收缩剂由于具有多种副作用,因此应仅在需要时使用,仅用来提升上睑下垂。

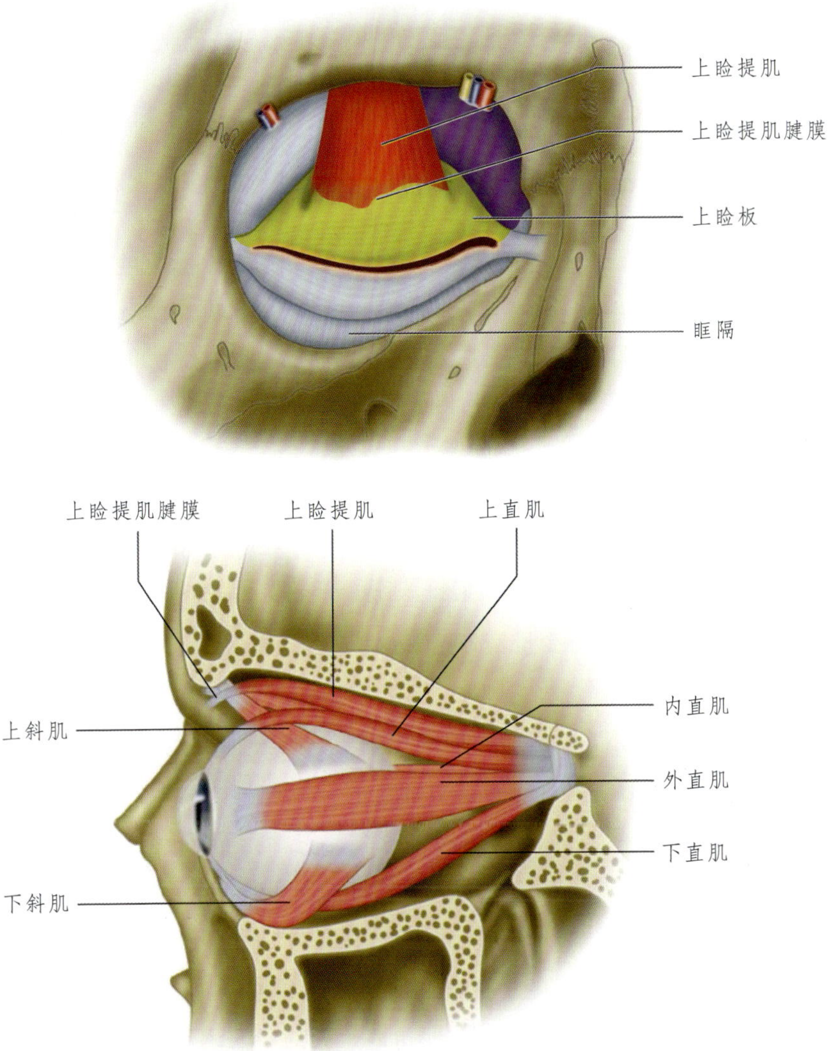

图 5.24　上睑下垂是由于注射的 BoNT 通过眶隔扩散，削弱了上睑提肌肌力。

当额肌的下部纤维变弱，导致眉毛高度下降时，可诱发继发性上睑下垂。下垂眉毛的重量施加于上眼睑并使其下垂，从而缩小垂直的睑裂孔或裂隙。这种继发性上睑下垂似乎更常见于有眉毛和眼睑皮肤松弛症的老年患者。为了代偿沉重、松弛的眉毛，一些患者，无论年龄大小，都会不由自主地使用额肌的下部纤维来抬起眉毛的软组织，以将上睑保持在不断抬起的位置[49]。当这种由额肌下部纤维实现的“代偿性提眉”被注射 BoNT 削弱时，会导致“继发性上睑下垂”（图 5.25）。

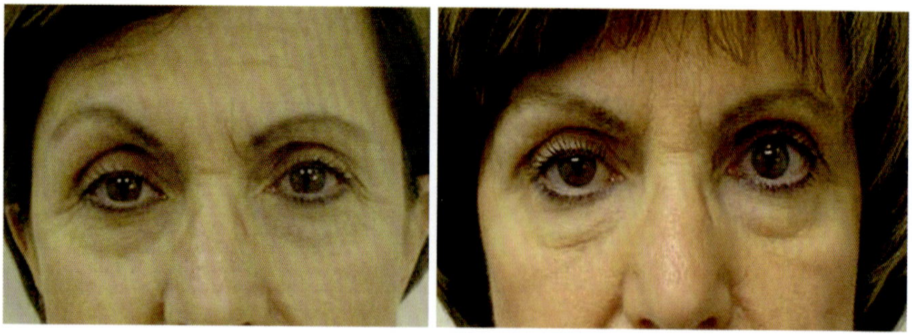

图 5.25 老年患者的眉、眼睑皮肤松弛，通过提起眉部软组织，使上睑保持持续向上的位置，以缓解沉重、松弛的眉部。当这种由额肌下部纤维实现的“代偿性提眉”通过注射 BoNT 而减弱时，就会发生继发性上睑下垂。在接受 BoNT 治疗后，该患者出现了明显的上睑下垂。

不对称是一种轻微的不良后遗症，有时是不可避免的，特别是当患者第一次接受 BoNT 治疗时（图 5.26 和图 5.27）。当眉毛或眶周区域的一侧由于注射 BoNT 而变得比对侧更弱时，这被称为医源性不对称（图 5.28a）。医源性不对称可能是最简单的不对称类型，可以通过将少量额外的 BoNT 适当且精确地注射到受影响区域来纠正（图 5.28b）。

在眶周区域注射 BoNT 引起的其他副作用与任何其他类型的皮下或肌内注射产生的副作用相同，包括注射疼痛和注射部位的红斑、水肿和瘀斑（图 5.29）。副作用发生率很低，一旦发生，这些副作用均会持续超过治疗当天，但瘀斑可能会持续长达 10 天或更长时间。通过在注射前后使用冰块及使用局部麻醉剂，可以部分减轻注射疼痛。然而，眼周区域的解剖结构使得封闭局部麻醉剂以加快麻醉效果变得有些困难且不切实际。还应提醒患者在治疗前至少 2 周停止饮用任何乙醇（酒精）饮品和服用非必需的药物，如阿司匹林、非甾体抗炎药（NSAID）、其他非处方药和食

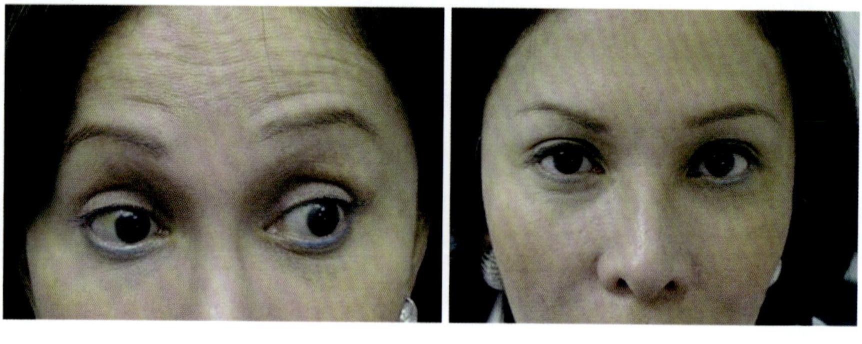

图 5.26 应用 OnaBTX-A 治疗前，患者的左眉比右眉高，治疗后眉毛更加对称。

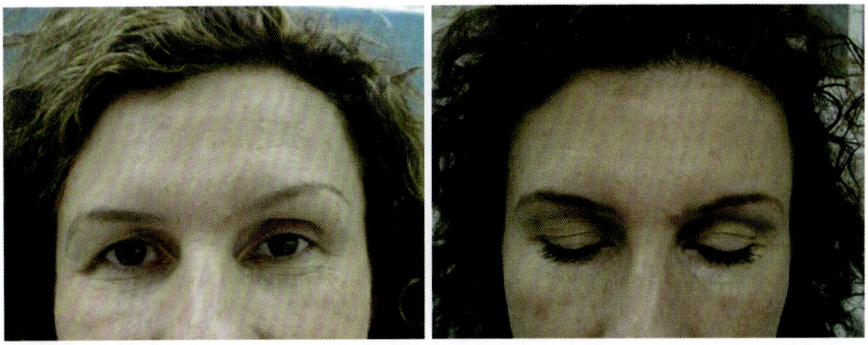

图 5.27　应用 OnaBTX-A 治疗后矫正眉毛不对称。

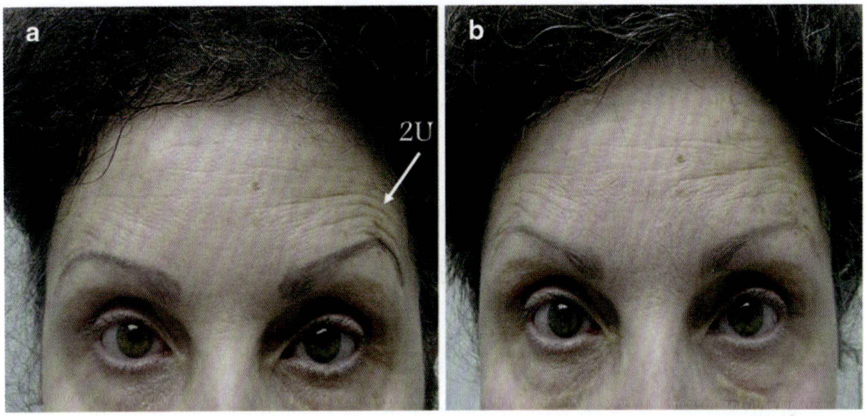

图 5.28　当眉毛或眶周区域的一侧因 BoNT 注射而变得比对侧弱时，这被称为医源性不对称，通常在 BoNT 治疗后 1~2 周时出现。(a)医源性不对称可能是最容易纠正的不对称类型，只需将少量额外的 BoNT 适当且精确地注射到受影响的区域即可。(b)同一患者在额肌高动力肌纤维注射额外 2U 的 OnaBTX-A 后 3 周。

品补充剂等延长凝血时间的药品。这将有助于减少注射部位瘀斑。

对于某些患者，注射 BoNT-A 后可能会出现伴有或不伴有全身不适的钝性和短暂性头痛，持续时间可能为 24~72 小时[57]。注射 BTX-A 后立即出现头痛似乎是自相矛盾的，因为 OnaBTX-A 注射现在被 FDA 批准用于治疗紧张性头痛和偏头痛[1,58]。患者头痛似乎更多发生于第 1 次和随后的第 2 次或第 3 次治疗后。它们通常在后续治疗中不再发生。

BTX-A 眶周治疗后可能会发生持续数小时至数天的眶周水肿，尤其是首次接受治疗者。这可能是由于下眼轮匝肌和上隔眼轮匝肌的括约肌泵送作用减少而导

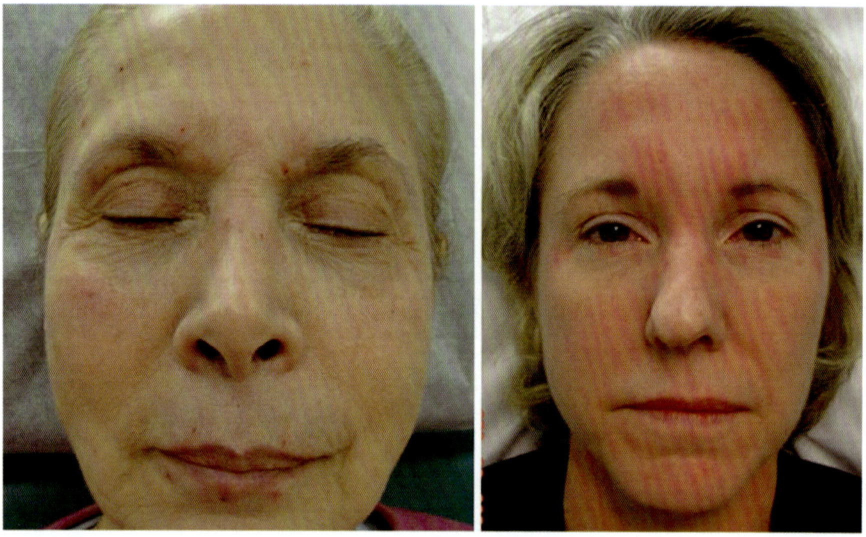

图 5.29 注意 OnaBTX-A 注射治疗后发生的红斑和水肿。

致的淋巴瘀滞，从而降低了从周围软组织清除淋巴液的效率[49]。此外，当下睑张力显著降低时，泪点外翻和眨眼减少会影响"泪液泵"的作用和效果，导致一过性溢泪，直到正常的下睑张力恢复(见图 5.10)。

使用 BoNT-A 治疗外眦皱纹时，如果注射位置太低且位于外眦内侧，则有可能削弱颧大肌和颧小肌、上唇外侧的提肌和口角[52,55]。这可能是因为颧大肌和颧小肌起源于颧弓上缘的外侧或其附近(图 5.30)。如果颧大肌和颧小肌无意中暴露于 BoNT-A，同侧上唇的外侧 1/4 将被削弱，导致口腔连合处下垂、微笑不对称，并可能因不能控制食物或液体而流口水。如果将 BoNT-A 注射到颧弓上缘的更内侧和更下方，则上唇中提肌和深层提肌(提上唇肌、提上唇鼻翼肌、提口角肌)也会受到影响，对上唇功能和基本括约肌功能造成更严重的干扰，导致发音障碍和吞咽困难[55]。

由于它们在眼眶内的位置，BoNT-A 注射时特别容易通过眶隔意外扩散至侧直肌、下直肌或下斜肌。当注射距离外眦太近(距离骨性眶缘 1.5~2.0cm)时，可发生这种情况。如果任何眼外肌因 BoNT-A 注射技术不当而意外减弱，则会导致复视和斜视。必须立即咨询眼科医生。

眉下垂是由于当 BoNT-A 被快速、用力地注射时，BoNT-A 扩散到额肌的下部纤维中，或者是由于注射后该区域被过度按摩(图 5.31 和图 5.32)。如果患者在治疗后立即过度操作和按摩注射区域，可能会无意中导致眉下垂。这足以将 BoNT-A 分散到目标区域之外。注射大量低浓度的 BoNT-A，与批准的产品重悬方法背道而驰，

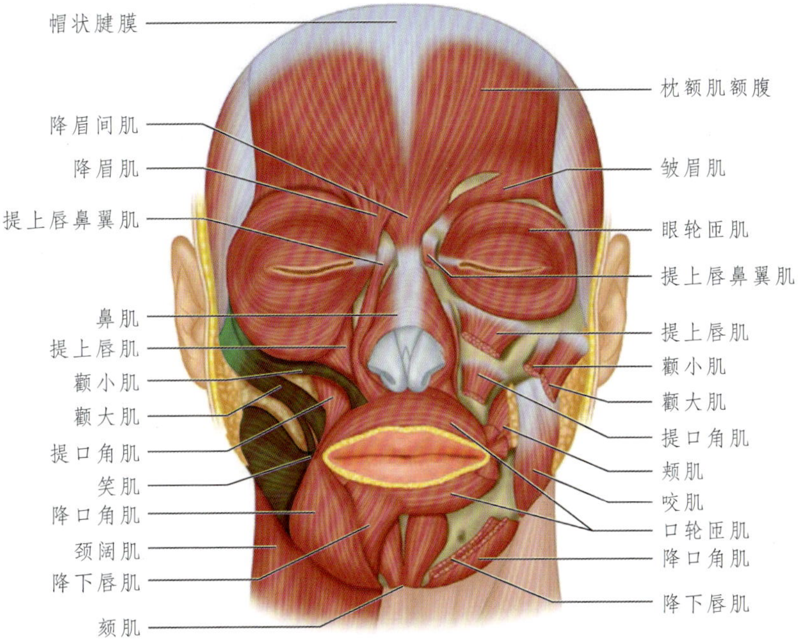

图 5.30 颧大肌协助提升上唇外侧和口腔连合。颧小肌将上唇抬高到更中央的位置。笑肌是引起发笑的肌肉,它使口腔连合向外侧移动并向上侧轻微移动。

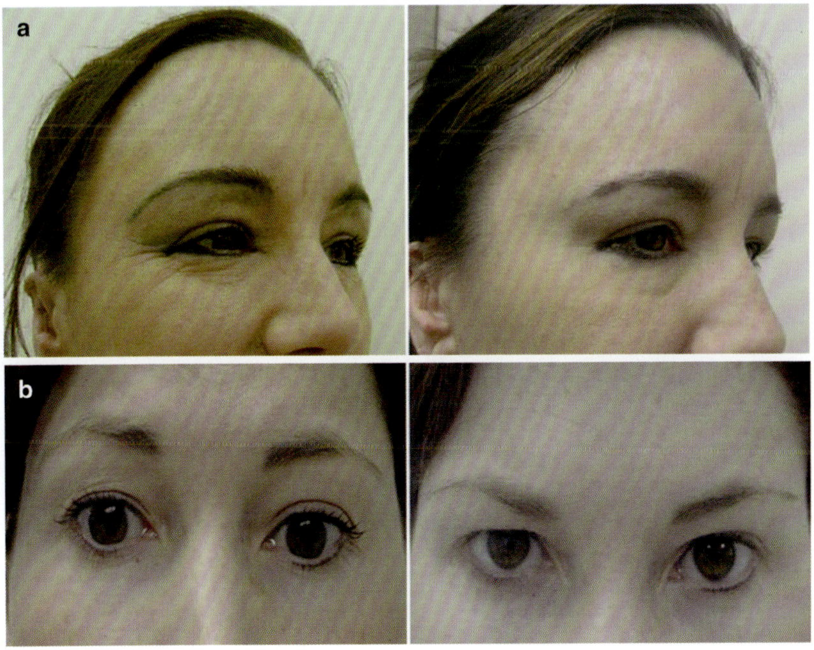

图 5.31 当快速、用力地注射 BoNT-A 时,或注射后按摩该区域太用力时,BoNT-A 会向额肌的下部纤维扩散,导致眉下垂。

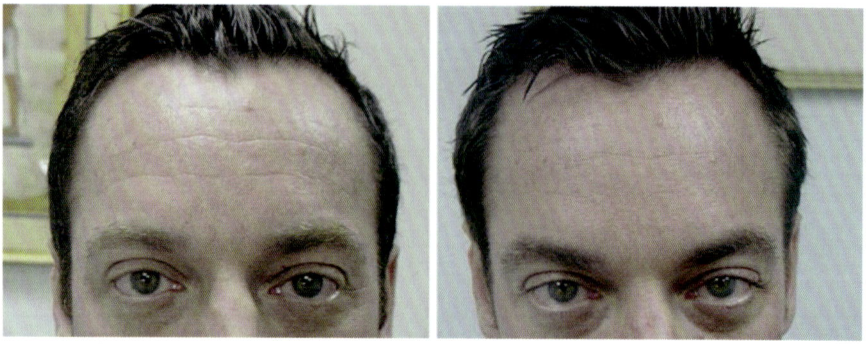

图 5.32 中央眉下垂。值得注意的是，在眉间和额肌注射 OnaBTX-A 后，内侧眉下垂，外侧眉过度抬高。

也增加了产品分散到目标肌肉之外的风险。

当 BoNT-A 扩散到下眼轮匝肌中并且外侧眼轮匝肌的肌肉悬韧带因注射而无意中削弱时，就会发生睑外翻，尤其是之前接受过介入手术（如眼睑成形术、深层化学剥脱或激光换肤）的患者。这通常被视为下睑回缩，表现为外眦的轮廓过度变圆[49]。

在批准的解剖位置采用适当的注射技术将避免意外的不良事件，这些不良事件会降低患者对医生注射 BoNT-A 技术的信心。随着经验的积累，医生可能希望在他们的治疗上变得有创意，这不仅会改善患者的外表，还会巩固患者的信任和忠诚度（图 5.33 至图 5.36）。

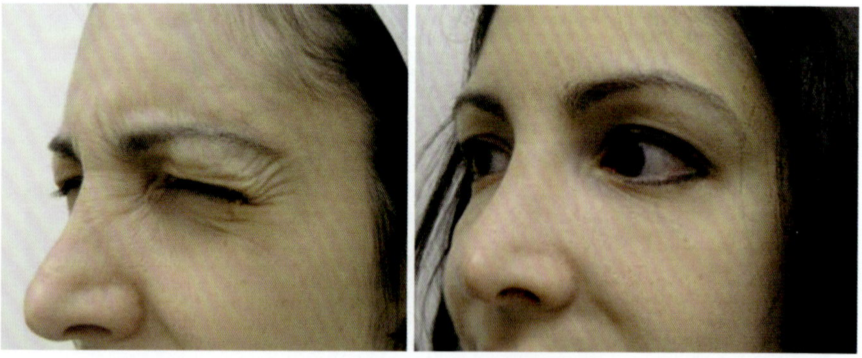

图 5.33 患者在 OnaBTX-A 治疗前和治疗后 1 个月的外观。

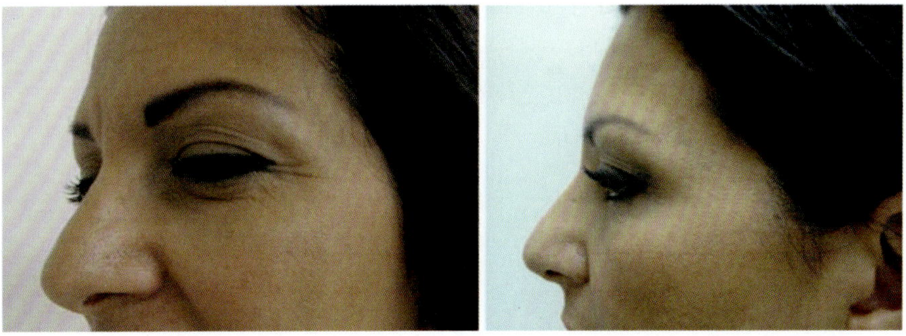

图 5.34　患者在 OnaBTX-A 治疗前和治疗后 2 周的外观。

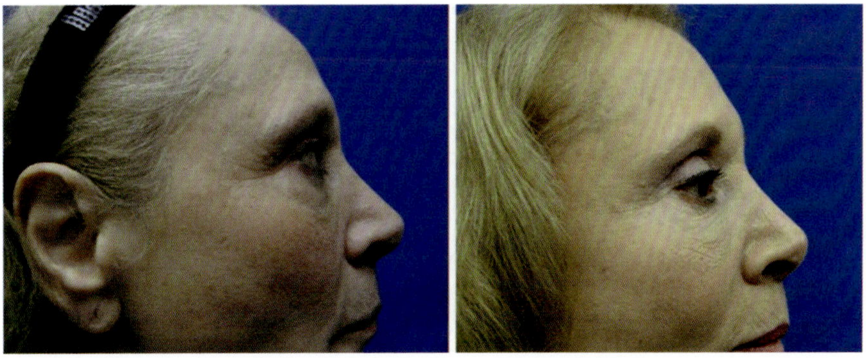

图 5.35　64 岁女性患者，眶周皱纹减少和睑裂加宽改善了外观。

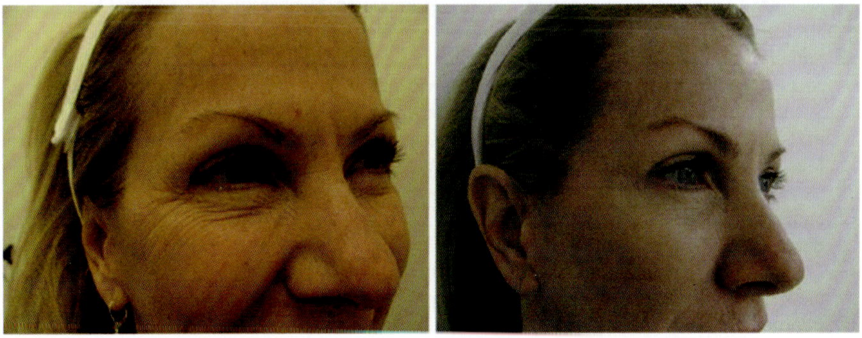

图 5.36　通过精准注射 OnaBTX-A，消除了眶周皱纹，实现了睑裂的自然扩大。(待续)

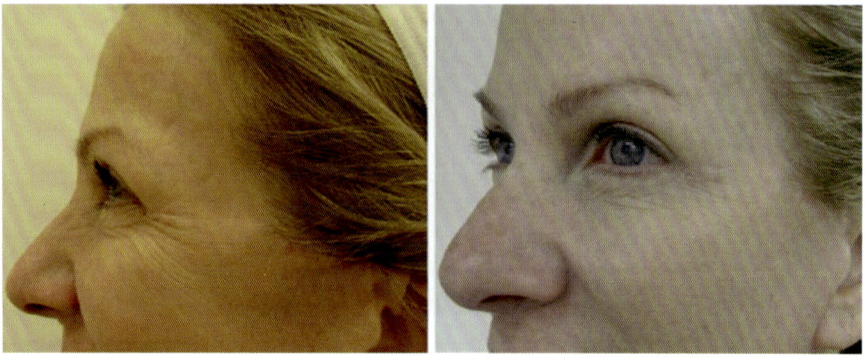

图 5.36(续)

参考文献

1. Package insert on BOTOX®/BOTOX®Cosmetic. Allergan, Inc. Irvine, CA; revised July, 2020.
2. Package insert on DYSPORT®. Galderma Laboratories, L.P., Fort Worth, TX; revised July, 2020.
3. Package insert on XEOMIN®. Merz Pharma, GmbH&Co KGaA, Am Pharmapark, D-06861, Dessal-RossLau, Germany; revised May, 2019.
4. Package insert on JEUVEAU™. Evolus Inc., Santa Barbara, CA; February, 2019.
5. Janis JE, Ghavanni A, Lemmon JA, et al. Anatomy of the corrugator supercilii muscle: part 1. Corrugator topography. Plast Reconstr Surg. 2007;120:1647–53.
6. Knize DM. Muscles that act on glabellar skin: a closer look. Plast Reconstr Surg. 2000;105(1):350–61.
7. Trindade de Almeida AR, da Costa Marques ER, Banegas R, et al. Glabellar contraction patterns: a tool to optimize botulinum toxin treatment. Dermatol Surg. 2012;38(9):1506–15.
8. Fratila A, Attrasch C, Zubcov-Iwantsche A. Structural and functional anatomy of the orbital region, Chapter 1. In: Fratila A, Zubcov-Iwantsche A, Coleman WP, editors. Illustrated guide to eyelid and perioral surgery: applied anatomy, examination, blepharoplasty. London: Quintessence Publishing; 2015. p. 1–25.
9. Lamilla GC, Ingallina FM, Poulain B, Trévidic P. Anatomy and botulinum toxin injections. Master collection volume 1. Paris: Expert 2 Expert SARL; 2015.
10. Standring S, editor. Gray's anatomy: the anatomical basis of clinical practice. Chapter 30 and 33, 41st ed. Philadelphia: Elsevier; 2016.
11. Macdonald MR, Spiegel J, Raven RB, et al. An anatomical approach to glabellar rhytides. Arch Otolaryngol Head Neck Surg. 1998;124:1315–20.
12. Park JI, Hoagland TM, Park MS. Anatomy of the corrugator supercilii muscle. Arch Facial Plast Surg. 2003;5:412–5.
13. Cook BE Jr, Lucarelli MJ, Lemke BN. Depressor supercilii muscle: anatomy, histology, and cosmetic implications. Ophthalmic Plast Reconstr Surg. 2001;17:404–11.
14. Benedetto AV, editor. Botulinum toxins in clinical aesthetic practice, vol. 2. 3rd ed. Boca Raton: CRC Press; 2018.
15. Kukreja RV, Singh BR. Comparative role of neurotoxin-associated proteins in the structural stability and endopeptidase activity of botulinum neurotoxin complex types A and E. Biochemistry. 2007;46(49):14316–24.
16. Karsai S, Raulin C. Current evidence on the unit equivalence of the different botulinum neurotoxin A formulations and recommendations for clinical practice in dermatology. Dermatol Surg. 2009;35:1–8.
17. Lorenc ZP, Kenkel JM, Fagien S, et al. Consensus panel's assessment and recommendations of the use of 3 botulinum toxin type A products in facial aesthetics. Aesthet Surg J. 2013;33:35s–40s.
18. Kane M, Donofrio L, Ascher B, et al. Expanding the use of neurotoxins in facial aesthetics: a

consensus panel's assessment and recommendations. J Drugs Dermatol. 2010;9(Suppl):s7–22.
19. Carruthers A, Kane MAC, Flynn TC, et al. The convergence of medicine and neurotoxins: a focus on botulinum toxin type A and its application in aesthetic medicine—a global, evidence based botulinum toxin consensus education initiative part I: botulinum toxin in clinical and cosmetic practice. Dermatol Surg. 2013;39(3):493–509.
20. Carruthers J, Fournier N, Kerscher M, et al. The convergence of medicine and neurotoxins: a focus on botulinum toxin type A and its application in aesthetic medicine—a global, evidence-based botulinum toxin consensus education initiative part II: incorporating botulinum toxin into aesthetic clinical practice. Dermatol Surg. 2013;39(3):510–25.
21. Scott AB. Botulinum toxin injection into extraocular muscles as an alternative to strabismus surgery. Ophthalmology. 1980;87(10):1044–9.
22. Carruthers JA, Lowe NJ, Menter MA, Gibson J, et al. A multicenter, double-blind, randomized, placebo-controlled study of the ecacy and safety of botulinum toxin type A in the treatment of glabellar lines. J Am Acad Dermatol. 2002;46:840–9.
23. Monheit G, Carruthers A, Brandt F, et al. A randomized, double-blind, placebo-controlled study of botulinum toxin type A for the treatment of glabellar lines: determination of optimal dose. Dermatol Surg. 2007;33:s51–9.
24. Kane MA, Brandt F, Rohrich RJ, et al. Evaluation of variable-dose treatment with a new U.S. botulinum toxin type A (Dysport) for correction of moderate to severe glabellar lines: results from a phase III, randomized, double-blind, placebo-controlled study. Plast Reconstr Surg. 2009;124:1619–29.
25. Brandt F, Swanson N, Baumann L, et al. Randomized, placebo-controlled study of new botulinum toxin type A for treatment of glabellar lines: efficacy and safety. Dermatol Surg. 2009;35:1893–901.
26. Sattler G, Callender M, Grablowitz D, Walker T, et al. Noninferiority of incobotulinumtoxinA, free from complexing proteins, compared with another botulinum toxin type A in the treatment of glabellar frown lines. Dermatol Surg. 2010;36:2146–54.
27. Imhof M, Kühne U. A phase III study of incobotulinumtoxinA in the treatment of glabellar frown lines. J Clin Aesthet Dermatol. 2011;4:28–34.
28. Prager W, Huber-Vorlander J, TauFigure AZ, et al. Botulinum toxin type A treatment to the upper face: retrospective analysis of daily practice. Clin Cosmet Investig Dermatol. 2012;5:53–8.
29. PrabotulinumtoxinA (Jeuveau) for frown lines. Med Lett Drugs Ther. 2019;16(1572):79–80.
30. Brin MF, Boodhoo TI, Pogoda JM, et al. Safety and tolerability of OnaBTX-A in the treatment of facial lines: a meta-analysis of individual patient data from global clinical registration studies in 1678 participants. J Am Acad Dermatol. 2009;61(6):961–70, e1–11.
31. Schlessinger J, Dover JS, Joseph J, et al. Long-term safety of abobotulinumtoxinA for the treatment of glabellar lines: results from a 36-month, multicenter, open-label extension study. Dermatol Surg. 2014;40:176–83.
32. Rzany B, Flynn TC, Schlöbe Am Heinz M, et al. Long-term results for incobotulinumtoxinA in the treatment of glabellar frown lines. Dermatol Surg. 2013;39:95–103.
33. Alam M, Bolotin D, Carruthers J. Consensus statement regarding storage and reuse of previously reconstituted neuromodulators. Dermatol Surg. 2015;41:321–6.
34. Alam M, Dover JS, Arndt KA. Pain associated with injection of botulinum A exotoxin reconstituted using isotonic sodium chloride with and without preservative: a double-blind, randomized controlled trial. Arch Dermatol. 2002;138:510–4.
35. Alam M, Yoo SS, Wrone DA, et al. Sterility assessment of multiple use botulinum A exotoxin vials: a prospective simulation. J Am Acad Dermatol. 2006;55:272–5.
36. Sharova AAS. Comparison of different consensus reports of botulinum toxin dosing in different Western countries. In: Benedetto AV, editor. Botulinum toxins in clinical aesthetic practice vol 1: clinical adaptations. 3rd ed. Boca Raton: CRC Press; 2018. p. 98–100.
37. Carruthers J, Fagien S, Matarasso SV, et al. Consensus recommendations on the use of botulinum toxin type A in facial aesthetics. Plast Reconstr Surg. 2004;114(Suppl):1s–18s.
38. Carruthers JDA, Glogau RG, Blitzer A, et al. Advances in facial rejuvenation: botulinum toxin type A, hyaluronic acid dermal fillers, and combination therapies: consensus recommendations. Plast Reconstr Surg. 2008;121(Suppl):5s–30s.
39. Raspaldo H, Baspeyras M, Bellity P, et al. Upper- and mid-face anti-aging treatment and prevention using onabotulinumtoxin A: the 2010 multidisciplinary French consensus—part 1. J Cosmet Dermatol. 2011;10:36–50.

40. Carruthers J, Carruthers A. Prospective, double-blind, randomized, parallel-group, dose-ranging study of botulinum toxin type A in men with glabellar rhytides. Dermatol Surg. 2005;31:1297–303.
41. Flynn TC. Botox in men. Dermatol Ther. 2007;20:407–13.
42. Monheit G, Lin X, Nelson D, Kane M. Consideration of muscle mass in glabellar line treatment with botulinum toxin type A. J Drugs Dermatol. 2012;11(9):1041–5.
43. Keaney TC, Alster TS. Botulinum toxin in men: review of relevant anatomy and clinical trial data. Dermatol Surg. 2013;39:1434–43.
44. Bowe WP, Chekuri B, Eidelman ME. Neurotoxin techniques for men. Cosmet Dermatol. 2013;2013:22–8.
45. Frankel AS, Kamer FM. Chemical browlift. Arch Otolaryngol Head Neck Surg. 1998;124:321–3.
46. Huang W, Rogachefsky AS, Foster JA. Browlift with botulinum toxin. Dermatol Surg. 2000;26:55–60.
47. Ahn MS, Cotton M, Maas CS. Temporal browlift using botulinum toxin A. Plast Reconstr Surg. 2000;105:1129–35.
48. Carruthers A, Carruthers J. Eyebrow height after botulinum toxin type A to the glabella. Dermatol Surg. 2007;33:s26–31.
49. Fagien S. Temporary management of upper lid ptosis, lid malposition and eyelid fissure asymmetry with botulinum toxin type A. Plast Reconstr Surg. 2004;114:1892–902.
50. Carruthers A, Bruce S, de Coninck A, et al. Efficacy and safety of OnaBTX-A for the treatment of crow's feet lines: a multi-center, randomized, controlled trial. Dermatol Surg. 2014;40:1181–90.
51. Patrinely JR, Anderson RL. Anatomy of the orbicularis oculi and other facial muscles. In: Jankovic J, Tolosa E, editors. Facial dyskinesias, Advances in Neurology, vol. 49. New York, NY: Raven Press; 1988.
52. Kane MAC. Classification of crow's feet patterns among Caucasian women: the key to individualizing treatment. Plast Reconstr Surg. 2003;112(5):33s–9s.
53. Hsu TS, Dover JS, Arndt KA. Effect of volume and concentration on the dilution of botulinum exotoxin A. Arch Dermatol. 2004;140:1351–4.
54. Rohrich RJ, Janis JE, Faigen S, Stuzin JM. The cosmetic use of botulinum toxin. Plast Reconstr Surg. 2003;112:117s–87s.
55. Matarasso SL, Matarasso A. Treatment guidelines for botulinum toxin type A for the periocular region and a report on partial upper lip ptosis following injections to the lateral canthal rhytids. Plast Reconstr Surg. 2001;108(1):208–14.
56. Alam M, Dover JS, Klein AW, Arndt KA. Botulinum A exotoxin for hyperfunctional facial lines: where not to inject. Arch Dermatol. 2002;138:1180–5.
57. Alam M, Arndt KA, Dover JS. Severe, intractable headache following injection with botulinum A exotoxin. J Am Acad Dermatol. 2002;46:62–5.
58. Ashkenazi A, Silberstein S. Is botulinum toxin useful in treating headache? Yes. Curr Treat Options Neurol. 2009;11(1):18–23.

第 6 章

眶周皮肤的化学剥脱术

Peter P. Rullan

引言

眼部是面部最先显示衰老迹象的区域,成功的眶周年轻化(POR)操作对患者和医生都非常有益。眶周色素沉着(POH)使患者看起来更衰老、更疲惫,POH 不仅是 POR 的重点,也是一种极其复杂且难以治疗的情况,常常需要求美者长期保养[1-3]。无论评价男性还是女性,这两种非常常见的审美状态极大地影响了对一个人面部的美学评价。现在市场上的治疗方法众多,医生需要熟练掌握人体面部解剖学,才能准确找出根本病因并给予相应的治疗。

眶周年轻化

背景

基于个体或家族的解剖特征,如骨骼重吸收能力、脂肪堆积情况、肌肉松弛或过度紧张、皮肤皱纹及弹性变化,眶周衰老是可以逆转的。化学剥脱术的成功运用,正是基于医生对这些变量的理解,综合调整这些因素以达到面部年轻化的作用。治疗方法包括睑成形术、神经调节剂、皮肤填充剂、激光、局部药物和不同强度的化学剥脱剂(表 6.1)。在只有细小皱纹和轻度脂肪堆积的年轻患者中,剥脱术能收紧浅层皮肤[4]。

表 6.1 POR 治疗项目比较

解剖特征	手术/注射治疗	化学剥脱术
轻度皮肤松弛/无脂肪堆积	睑成形术或微型眼睑手术	Hetter 剥脱术 0.1%~0.4% CO
肿眼泡型重睑	上睑或下睑成形术(经结膜)	Hetter 剥脱术(睑成形术后)
泪沟凹陷	注射皮肤填充剂	表皮剥脱或低剂量铒激光
鱼尾纹	注射神经调节剂/皮肤填充剂	Hetter 剥脱术(与神经调节剂/皮肤填充剂联合使用)

化学剥脱术在 POR 中的作用

分类

化学剥脱术按产生的作用深度分为超薄、中度、深度剥脱术[4,5]。超薄剥脱术不能改善组织松弛情况,但可以改善肤色。如果需要收紧皮肤,则必须进行中深度剥脱术。单独使用 35%三氯乙酸(TCA),或术前使用干冰、Jessner 溶液,也可以使用 70%未稀释的乙醇酸,均可有效实现中深度剥脱,并可以在 3 个月内重复进行,以达到满意效果[5]。更明显的组织松弛,伴或不伴脂肪疝出,需要手术(睑成形术)或使用化学制剂收紧皮肤。在这种情况下,苯酚巴豆油剥脱法是最有效的化学处理方式之一[6]。

历史

2000 年,整形外科医生 Greg Hetter 发表了一系列具有里程碑意义的文章,分析了所有已知的苯酚巴豆油剥脱法配方[7-10]。他的研究目标是在这些配方中寻找活性成分。在这些文章中,Hetter 驳斥了人们常说的巴豆油会稀释苯酚的说法。相反,他发现随着巴豆油浓度的提高,剥脱溶液变得更强。于是,他设计了一个渐进的巴豆油配方表,眼睑和颈部等较薄皮肤区域可使用低浓度的巴豆油,而上唇等较厚的皮肤区域可使用高浓度的巴豆油[10]。

分区剥脱术

面部分区使用苯酚巴豆油剥脱法与全面部使用相比,更易于学习和操作(图 6.1 至图 6.3)[11,12]。在皮肤类型Ⅰ~Ⅲ型中,眶周皮肤剥脱术后发生炎症性色素沉着(PIH)并发症的风险很低。患者可能发生暂时性色素异常,通常会持续数月至 2 年不等[12,13]。必须避免日晒,以降低这种色素异常的严重程度和持续时间。Ⅳ型皮肤可

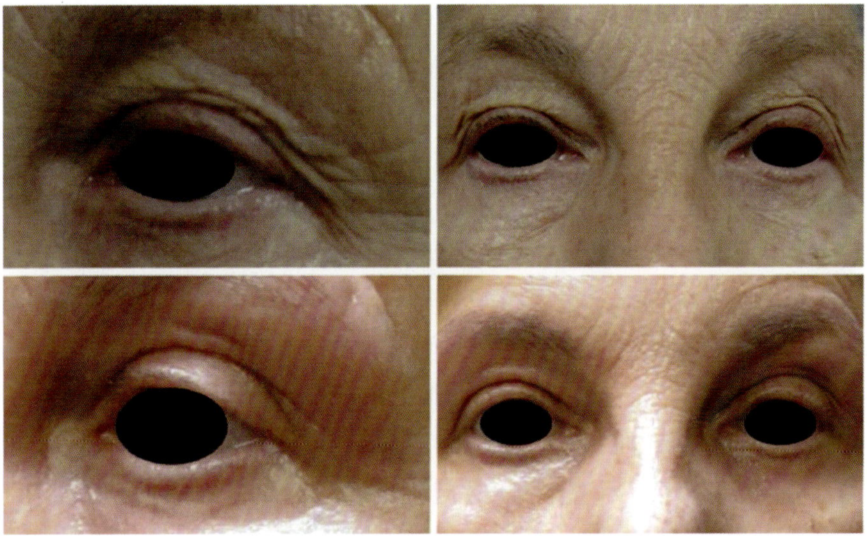

图 6.1　治疗前和治疗 3 个月后(Hetter VL,0.1%巴豆油)的外观。

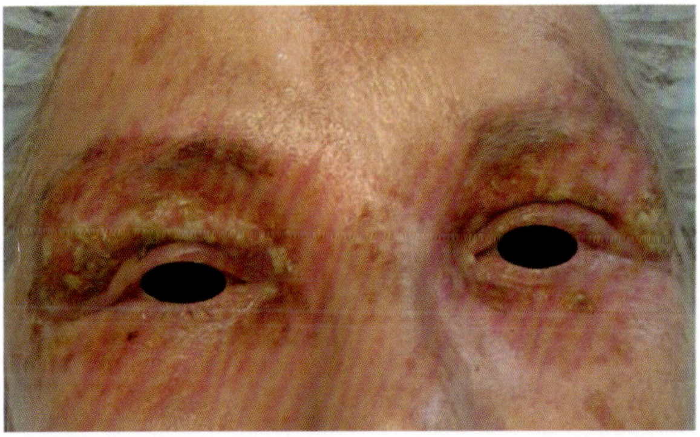

图 6.2　治疗 3 天后(Hetter VL,0.1%巴豆油)的外观。

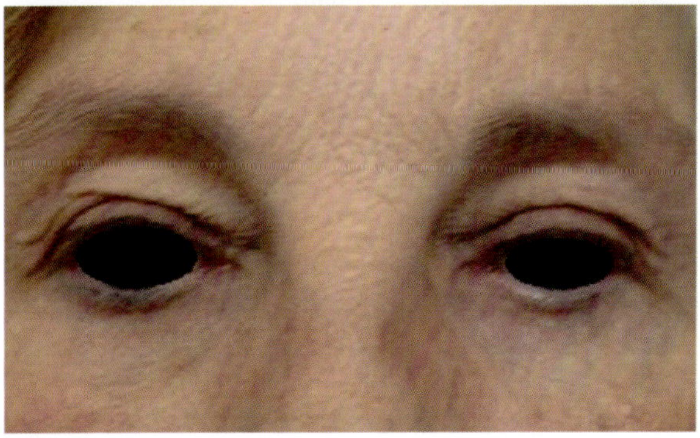

图 6.3　患者在接受治疗 2 年后仍有持续的效果(Hetter VL,0.1%巴豆油)。

以应用化学剥脱术，但最好在美容单位内较小的区域进行治疗，如睑板前皮肤和眉毛下缘之间的上睑皮肤。一般来说，Ⅳ型皮肤和深色皮肤对手术和皮肤填充的适应更好[14]。

技术

大多数酚类皮肤剥脱法的专家都认为，无论巴豆油的浓度如何，应用技术的变化都会影响剥脱的深度[6]。因此，确定临床终点就显得至关重要。训练有素的医生需要识别这些关键的视觉指标：基底呈粉红色并伴有薄而透明的霜片，表明有真皮乳头层脱落，而结实、厚实、有组织的霜片，则表明剥脱已经渗透到真皮网状层的上部至中部[13]。下睑表皮剥脱时，溶液应达到睫状缘边缘[12,13]。可用棉签涂抹溶液，应注意棉签的湿度和涂抹次数。尽管涂抹的浓度较低，菲薄的眼睑部皮肤仍会达到预期效果。上睑皮肤使用0.1%的低浓度巴豆油即可达到最佳效果(表6.2)。通常上睑只剥到眼睑边褶皱。值得注意的是，这种化学剥脱术使得皮肤松弛成功得到改善的前提是患者本身没有厚重重睑和脂肪堆积(图6.4和图6.5)。

对于肤色较深的患者，化学剥脱术的范围应该包含眶缘，该区域的皮肤对治疗反应良好，在恢复期也很容易被化妆品、眼镜等遮盖[13]。操作过程在局部麻醉下缓慢完成[5]，恢复期通常需要6~7天。为了缩短恢复时间，可以根据时间安排完成一个疗程的超薄剥脱。

表6.2 用于较薄皮肤区域的Hetter苯酚巴豆油剥脱法配方[10]

中低(0.35%巴豆油)	
苯酚88%	4mL
水	6mL
Septisola[a]	16 gtts
巴豆油	1 gtt
超低(0.1%巴豆油)	
苯酚88%	2mL
水	5mL
中低配方	3mL

[a] Septisola是斯特里斯公司的一个商标(Mentor, OH)。

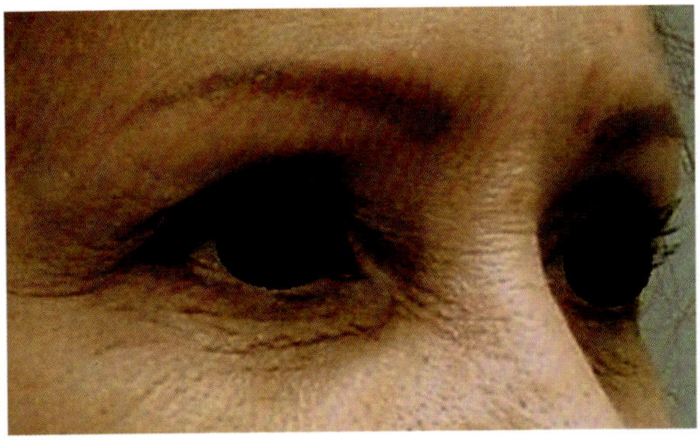

图 6.4 上睑和下睑使用 Hetter VL 前(0.1%巴豆油)的外观。

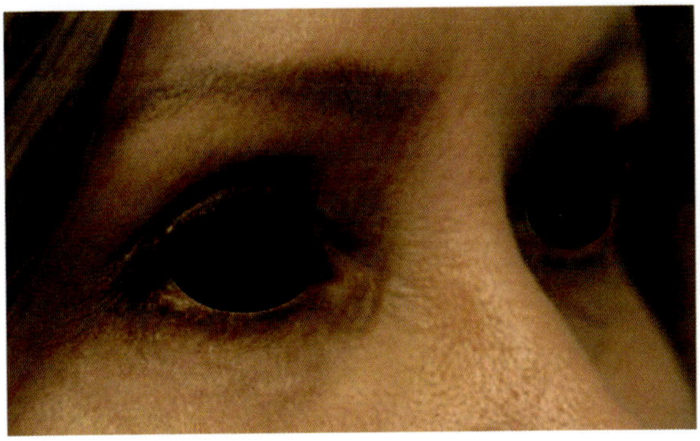

图 6.5 上睑和下睑使用 Hetter VL 后的外观。

外科手术与化学剥脱术联合治疗

微穿孔睑成形术是最近开发的一种外科手术和化学剥脱术的联合治疗方法,可纠正轻度或中度皮肤松弛(图 6.6 至图 6.8)[15,16]。该手术先是将混有肾上腺素的利多卡因注射到上睑皮肤内,然后在上睑的睑板上缘和眉毛的下缘之间涂抹 89%苯酚(0.1% Hetter 也很有效),下睑用同样的方式处理到下睑缘 1~2mm 以内[15]。在脱皮发生后,立即在上睑中外侧随机剪出多个 3~5mm 的切口(使用虹膜剪和 Bishop-Harmon 钳)[4],进行 5~20 次的修剪,这些都可以实现二期愈合。术后护理包括常规清洁和使用 Aquaphor™ 5~6 天[15]。

这是传统睑成形术的改进。传统手术包括沿着睑板褶皱切除 2~3mm 的条形组织,并用 6-0 尼龙缝合肌皮瓣[11]。睑成形术也可和化学剥脱术联合使用(图 6.9 和图 6.10)[6]。

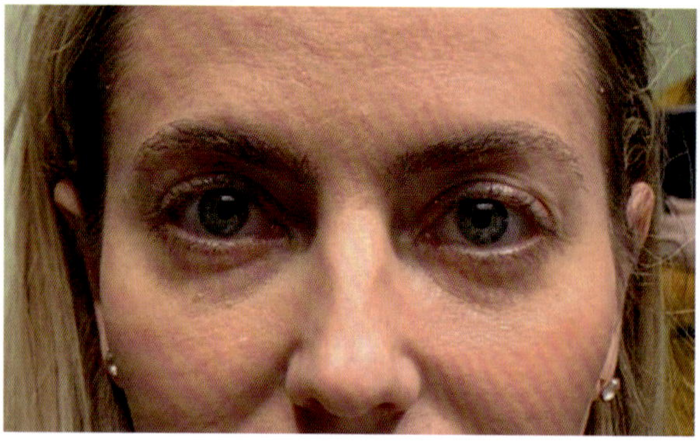

图 6.6 使用微穿孔去皮和 Hetter ML(0.35%巴豆油)前的外观。

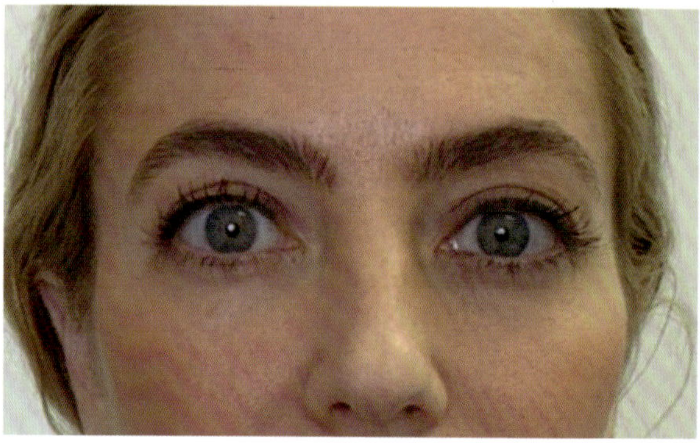

图 6.7 使用微穿孔去皮和 Hetter ML(0.35%巴豆油)6 个月后的外观。

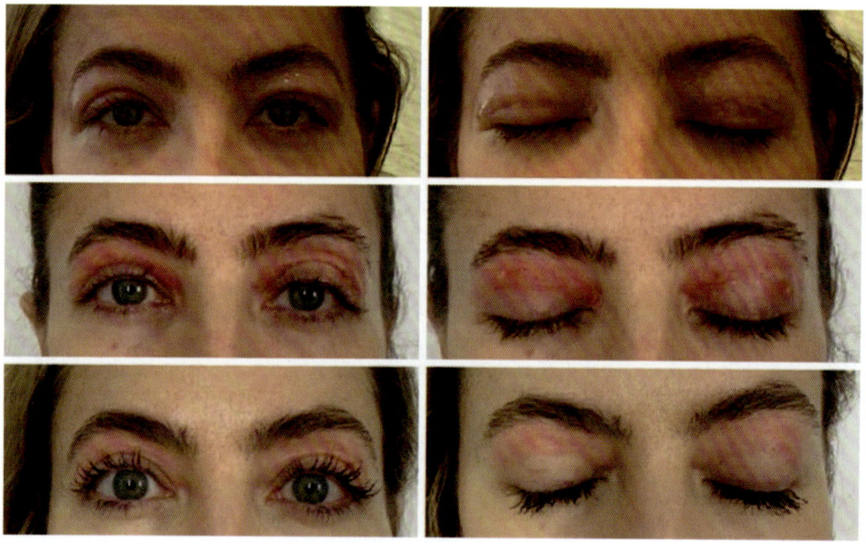

图 6.8 治疗后第 2 天、第 6 天和第 11 天的外观。

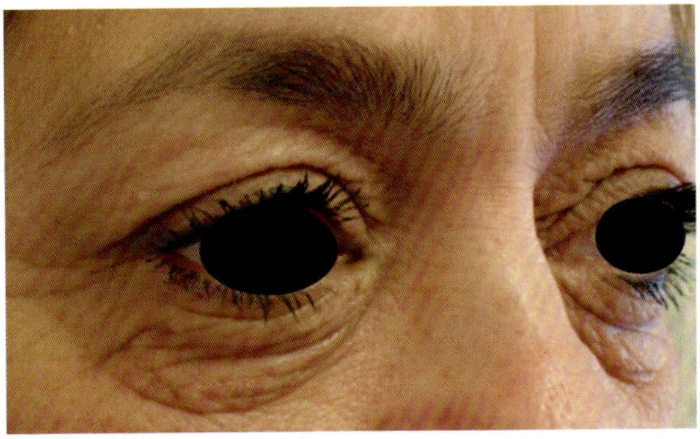

图 6.9　预处理：建议应用外科手术和化学剥脱术联合治疗。

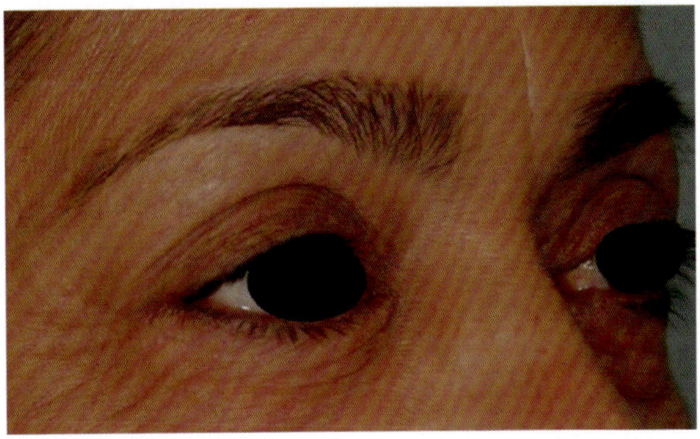

图 6.10　上、下睑成形术合并使用 Hetter VL(0.1%巴豆油)后的外观。

眶周皮肤色素沉着

背景

POH 很容易识别，表现为眼睑周围双侧、色调均匀、浅棕色或深棕色或蓝黑色的色素沉着(下睑更为突出)[17]。黑眼圈在美容方面非常令人困扰，因为它们会给人一种悲伤、疲惫、紧张或衰老的印象。它们还可能导致自信感和幸福感下降[17]。黑眼圈可以影响所有年龄组、不同性别和皮肤类型的患者[18]。POH 可能的病因包括遗传性家族性黑色素沉着、炎症引起的含铁血黄素沉积(刺激性接触性皮炎或特应性皮炎)，以及某些药物，如口服避孕药或外用含前列腺素的眼药[1,2,17]。尽管 POH 在人群中是普遍现象，但并不是所有的黑眼圈都是由 POH 引起的；一些黑眼圈可能是由眼轮匝肌上方半透明的下睑皮肤引起的。此外，皮肤松弛和泪沟较深可能会产生阴影，看起来类似于 POH[1]。

体格检查

POH 和阴影可以通过拉伸眼睑皮肤来加以区分。如果是阴影，颜色会完全消失，而真正的 POH 只会变浅[1,3]。如果皮肤颜色变得更加偏紫色，这是皮肤薄或血管丰富的标志。在伍德灯的光照下，表皮 POH 变暗，而真皮色调变亮[3]。较薄的皮肤、较深的泪沟和位置较低的骨性眶下缘之间通常存在联系[1]。然而，在高颧骨的人群中是很难发现 POH 的。

POH 的治疗

POH 有许多不同的治疗方案，包括局部制剂，如含有对苯二酚、曲酸或壬二酸、维生素或维 A 酸或维生素 C 的美白剂；各种强度的化学剥脱术；剥脱性或非剥脱性激光治疗；自体脂肪移植；注射填充剂；以及手术治疗（睑成形术）[3,18]。在进行化学剥脱术时，建议进行 2~4 周的局部预处理以避免 PIH[3,14]。其他物理防护包括防晒和化妆。

化学剥脱术在治疗 POH 中的作用

化学剥脱术可以通过产生新胶原来暂时纠正 POH。这种效果可以掩盖导致黑眼圈的血管和眼轮匝肌。化学剥脱去除角质层和表皮的黑色素。深层剥脱，可达真皮层，能去除一些真皮层内的黑色素含量[2]。

表层剥脱

POH 最常用的试剂是 20%的乙醇酸（用碳酸氢钠中和），有效率达 73%[5,19]，15%的乳酸改善率为 56%[19]。浓度为 20%~30%的水杨酸也是高效且低风险的；可以每 2 周应用一次，而且不需要停药缓冲期（图 6.11 和图 6.12）。微针可与 10% TCA 联合使用，这已被证明可以改善超过 90%患者的色素沉着问题[20]。

Valvouli 的研究表明，让患者每周使用 4 次 3.75% TCA 和 15%乳酸（凝胶基底），在 6 个月的随访中，改善率达 90%[18]。该研究报道了其副作用：20%的患者出现瘙痒，46.6%的患者有轻度烧灼感，33.3%的患者出现红斑或脱皮，20%的患者出现干燥。

中等深度剥脱

最常见的中等强度的剥脱剂是 TCA，有多种浓度可供选择，随着浓度的增加，剥脱强度也随之增加。一些医生更喜欢使用苯酚巴豆油剥脱法来治疗 POH（图 6.13

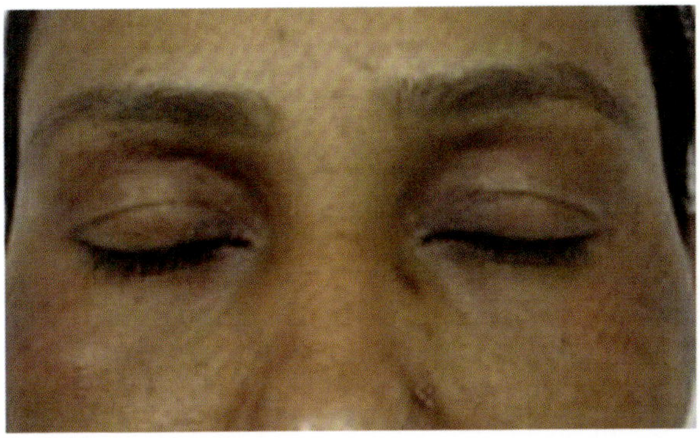

图 6.11　PIH 治疗前的外观。

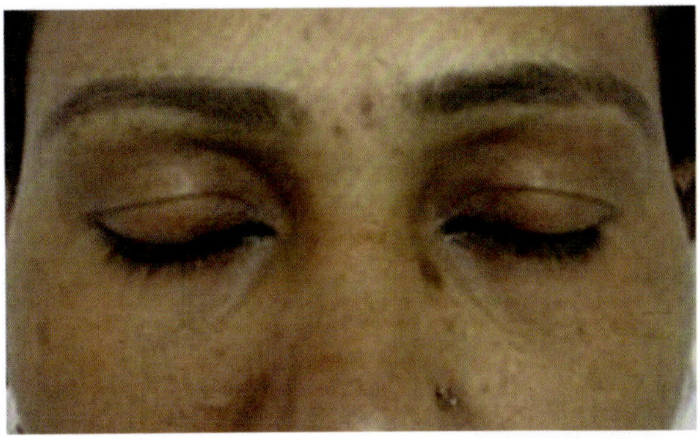

图 6.12　PIH 应用 6 次 30%水杨酸剥脱后。间期仅涂抹防晒霜。(Photos courtesy of Dr. Rashmi Sarkar.)

和图 6.14),因为表层的化学剥脱可能无法去除深层的黑色素沉着(Marina Landau,个人交流,2019 年 5 月),而中等深度的苯酚巴豆油剥脱法是治疗 POH 的有效手段。TCA 和苯酚巴豆油使用前都需要使用 2~4 周的类视黄醇和美白剂,并在术后密切观察避免色素过度沉积的发生[5]。无论使用的是巴豆油还是苯酚都应该用潮湿的棉签涂抹。当出现轻微白霜并伴有红斑时,应立即停止使用,这表明皮肤已经剥脱

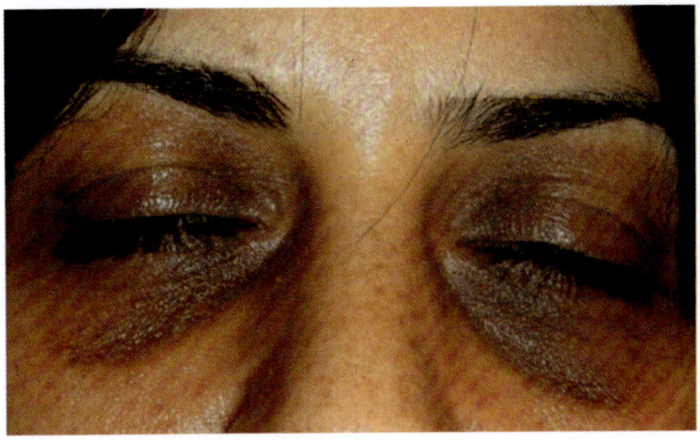

图 6.13　POH 治疗前的外观。

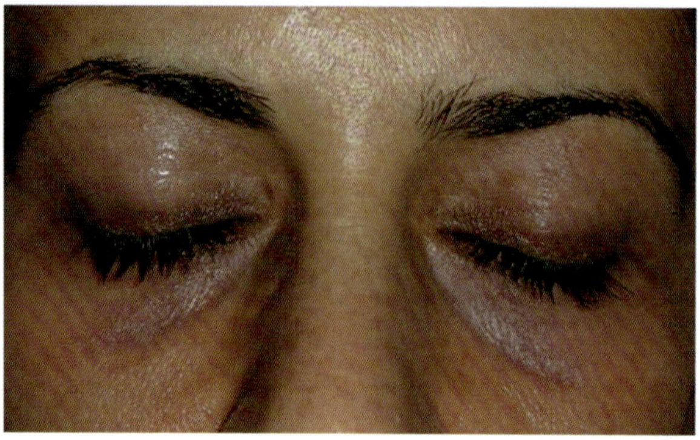

图 6.14 上睑使用 Exoderm ™ 剥脱。(Photos courtesy of Dr. Marina Landau.)

至真皮乳头层。术后护理使用凡士林或 Aquaphor™ 软膏涂抹并覆盖白醋敷料(1 杯水和 1 汤匙白醋)5~6 天。

不良反应

1. PIH 是最常见的不良反应(图 6.15 至图 6.17)。这是暂时性的,在恢复初期之

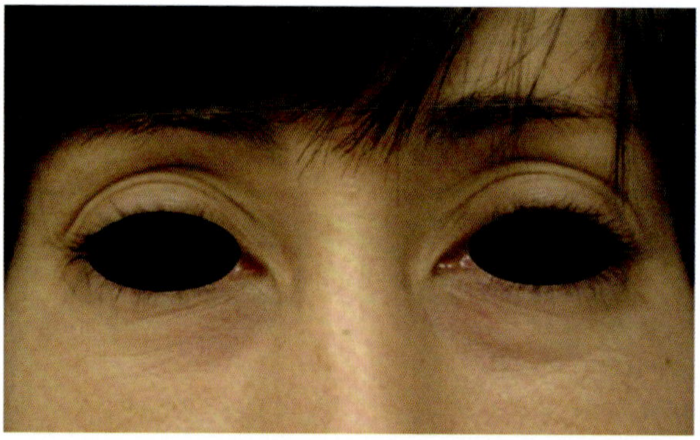

图 6.15 治疗前皮肤轻度松弛。

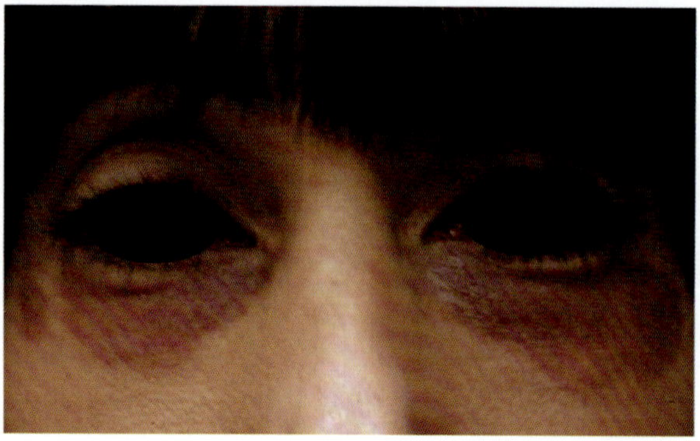

图 6.16 下睑皮肤化学剥脱治疗 2 个月后发生 PIH。

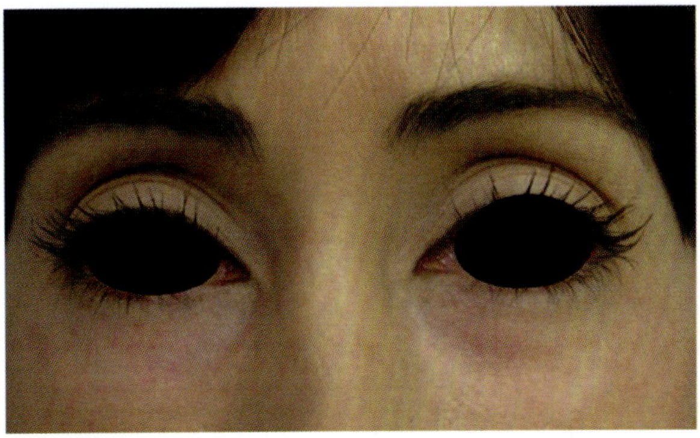

图 6.17 PIH 完全改善。

后的几周内就会出现[13]。PIH 对维生素/类维生素、温和抗炎药和 2%~4%对苯二酚反应良好。防晒对防止色素沉着是必不可少的[4]。

2.下睑过度剥脱会导致眼睑外翻。当对松弛的眼睑进行化学剥脱术时应谨慎。术前检查应充分评估,如果存在术后睑外翻的风险,应选择较温和的剥脱方式[6,12]。

3.超过 12 周的长期红斑的风险需要专业和迅速地关注,通常与过度剥脱及没有预先用类视黄醇做皮肤准备相关[6,12]。

4.毛孔堵塞或粟粒疹可能发生在愈合过程的早期,并与过度使用封闭性软膏有关,使用透明质酸精华液或乳液可以有效预防。粟粒疹可以用视黄醇治疗,也可用细针或 11 号刀片切开引流[13]。

参考文献

1. Roh MR, Chung KY. Infraorbital dark circles: definition, causes and treatment options. Dermatol Surg. 2009;35:1163–71.
2. Vrcek IM, Ozgur OK, Nakra T. Infraorbital dark circles: a review of the pathogenesis, evaluation and treatment. J Cutan Aesthet Surg. 2016;9:65–72.
3. Sarkar R, Ranjan R, Garg S, Garg VK, Sonthalia S, Bansal S. Periorbital hyperpigmentation: a comprehensive review. J Clin Aesthet Dermatol. 2016;9(1):49–55.
4. Reserva J, Champlain A, Soon S, Tung R. Chemical peels: indications and special considerations for the male patient. Dermatol Surg. 2017;43:163–73.
5. Lee KC, Wambier C, Soon SL, Sterling JB, Landau M, Rullan P, Brody HJ. Basic chemical peeling: superficial and medium depth peels. J Am Acad Dermatol. 2019;81:313–24
6. Wambier C, Lee KC, Soon SL, Sterling JB, Rullan PP, Landau M, Brody HJ. Advanced chemical peels: phenol-croton oil peel. J Am Acad Dermatol. 2019;81:327–36.
7. Hetter GP. An examination of the phenol-croton oil peel: part I. Dissecting the formula. Plast Reconstr Surg. 2000;105:227–39.
8. Hetter GP. An examination of the phenol-croton oil peel: part II. The lay peelers and their croton oil formulas. Plast Reconstr Surg. 2000;105:240–8.
9. Hetter GP. An examination of the phenol-croton oil peel: part III. The plastic surgeons' role. Plast Reconstr Surg. 2000;105:752–63.
10. Hetter GP. An examination of the phenol-croton oil peel: part IV. Face peel results with differ-

ent concentrations of phenol and croton oil. Plast Reconst Surg. 2000;105:1061–83.
11. Rullan P, Karam AM. Chemical peels for darker skin types. Facial Plast Surg Clin North Am. 2010;18:111–31.
12. Lee KC, Sterling JB, Wambier CG, Soon SL, Landau M, Rullan P, et al. Segmental phenol-croton oil chemical peels for treatment of periorbital or perioral rhytides. J Am Acad Dermatol. 2019;81(6):e165–6.
13. Bensimon RH. Croton oil peels. Aesthet Surg J. 2008;28:33–45.
14. Khunger N. Standard guidelines of care for chemical peels. Indian J Dermatol Venereol Leprol. 2008;74(Suppl):S5–12.
15. Sterling JB. Micropunch blepharopeeling of the upper eyelids: a combination approach for periorbital rejuvenation—a pilot study. Dermatol Surg. 2014;40:436–40. https://doi.org/10.1111/dsu.12449.
16. Parada MB, Yarak S, Gouvea LG, Hassun KM, Talarico S, Bagatin E. "Blepharopeeling" in the upper eyelids: a nonincisional procedure in periorbital rejuvenation—a pilot study. Dermatol Surg. 2008;34:1435–8. https://doi.org/10.1111/j.1524-4725.2008.34304.x.
17. Ahmed NA, Mohammed SS, Fatani MI. Treatment of periorbital dark circles: comparative study of carboxy therapy vs chemical peeling vs mesotherapy. J Cosmet Dermatol. 2019;18:169–75. https://doi.org/10.1111/jocd.12536.
18. Vavouli C, Katsambas A, Gregoriou S, Teodor A, Salavastru C, Alexandru A, et al. Chemical peeling with trichloroacetic acid and lactic acid for infraorbital dark circles. J Cosmet Dermatol. 2013;12:204–9.
19. Dayal S, Sahu P, Jain VK, Khetri S. Clinical efficacy and safety of 20% glycolic peel, 15% lactic peel, and topical 20% vitamin C in constitutional type of periorbital melanosis: a comparative study. J Cosmet Dermatol. 2016;15:367–73.
20. Kontochristopoulos G, Kouris A, Platsidaki E, Markantoni V, Gerodimou M, Antoniou C. Combination of microneedling and 10% trichloroacetic acid peels in the management of infraorbital dark circles. J Cosmet Laser Ther. 2016;18:289–92.

第 7 章

基于激光的眶周年轻化技术

Ashraf Badawi, Shady Mahmoud Ibrahim

引言

面部眶周区域是任何手术和非手术年轻化治疗的重要解剖区域，包括以眼睛为中心的不同亚单位。

眶周区域是人体最早出现衰老迹象的区域之一，包括静态和动态的皱纹及皮下组织体积的减少。眶周区域可以呈现出个人健康、疲劳、情绪和眼神交流的信息。眶周年轻化是衰老面部年轻化最重要的部分之一。面部老化的典型特征包括皮肤色素沉着、皮肤松弛程度增加、皱纹形成和体积损失。

造成该区域老化加速既有内在因素，也有各种外在因素和环境因素。眼睑皮肤是人体最薄的皮肤之一，为 0.3~0.5mm[1]。它缺乏皮下脂肪来减轻与年龄相关的轮廓萎缩和脂肪脱垂。这种组织的微妙性质也容易显露出皮下血液、肌肉和血管的色素[2]。

眉毛和眼睑的老化分为静态和动态两部分。静态部分指的是由支撑眉毛的骨骼和脂肪垫的变化而造成的整体体积损失[3]。动态部分是指静息肌张力及其相互作用的变化[4]。

日光损伤是一个重要的因素，它会导致皱纹加深、色素沉着和皮肤松弛[5]。日晒是造成皮肤过早产生皱纹及面部老化的重要环境因素。即使是涂抹防晒霜，眼睑的皮肤也很少得到充分保护，这就加剧了眶周皮肤的老化[6]。

经常饮用含酒精饮品也会使人看起来比实际年龄苍老。吸烟则是另一个通过自由基介导导致皮肤过早老化和加速老化的重要因素[7,8]。

随着美容医学的进步，微创美容年轻化技术越来越受欢迎。局部治疗、化学剥脱术、激光换肤、等离子换肤、射频和手术，以及神经调节剂和面部填充剂，都可以用来改善眶周区域的外观。本章的目的是回顾常见的激光治疗在眶周皮肤老化方面的应用。

基于激光的眶周年轻化技术

眶周皮肤菲薄、性质精细并具有重要的功能，是很难治疗的面部区域。为了避免并发症的发生，仔细处理眼睑的解剖结构就显得尤为重要。为了确定最佳的治疗方案，恰当的患者选择和老龄化严重程度评估是很重要的。

眶周皱纹

眶周皱纹，或鱼尾纹，通常是首先出现的衰老迹象，它们是紫外线诱导慢性光损伤和眼轮匝肌长期收缩的结果。

传统的激光换肤

剥脱性激光治疗，如使用钇铝石榴石晶体激光(Er:YAG 激光)或 CO_2 激光，单次治疗便效果良好，但再上皮化需要 10~14 天的时间。要达到完全换肤，其并发症发生率相对较高，如红斑可能会持续数月。通常非剥脱性激光治疗的恢复时间会更短，但需要多次重复治疗才能获得满意效果。

有一种新的眶周皮肤剥脱(RAP)技术，采用自由捕捉运动和 CO_2 激光聚焦技术，一次性完成表皮气化，均匀覆盖整个治疗区域。气化的皮肤被保留，以避免损伤太浅或太深。采用与表皮散焦照射相同的参数使真皮收缩。RAP 似乎是一种高效恢复下睑皮肤弹性的安全微创技术[9]。

另一项新进展是使用长脉冲的 Er:YAG 激光治疗外周皮肤松弛和皱纹。该激光可以实现<5mm 的消融和不同程度的凝固，该项技术具有操作时间成本低、副作用小等优点。

点阵激光换肤

传统的眶周激光换肤(CO_2 激光或 Er:YAG 激光)有可能导致下睑外翻，可能需要手术矫正。这些考虑促进了点阵式光热分解作用(FP)的发展，将激光能量传递到皮肤，在不损伤周围组织的情况下，在特定深度产生一系列微小的热损伤。1550nm 铒激光系统是世界上第一台具有光热分解作用的点阵激光，被认为是一种非剥脱性点阵激光设备。与产生热损伤的传统激光设备不同，FP 激光产生的损伤柱状区称为微治疗区（MTZ）。由于这些 MTZ 被正常组织包围，角质形成细胞的迁移距离更短，愈合速度更快，发生不良反应的风险也更低。由于 FP 的成功研发和 CO_2 激光设备的长期功效，制造商开发出剥脱性 CO_2 点阵激光。使用 CO_2 点阵激光治疗可以改善眶周皱纹、皮肤松弛，以及包括鱼尾纹在内的其他皱纹，并可产生持久的效果[10]（图 7.1）。

射频

射频设备利用电流产生的能量（并非激光产生的光源）来产生热效应，诱导胶原收缩和新胶原生成，同时最大限度地减少附带损害。据报道，使用射频设备可使眶周皮肤有效收紧。这些设备可产生轻中度的胶原收紧效果，其治疗后的视觉效果比应用剥脱性或点阵激光更好。因此，如果想要修复效果自然并且降低并发症等风险，射频是一个理想的选择。

目前射频系统中有几种 RF 电极配置：单极、双极、三极和多极射频，点阵射频及点阵微针射频。

双极射频可用于眶周皱纹的治疗，在眶周皮肤弹性、质地、光老化这 3 种重要

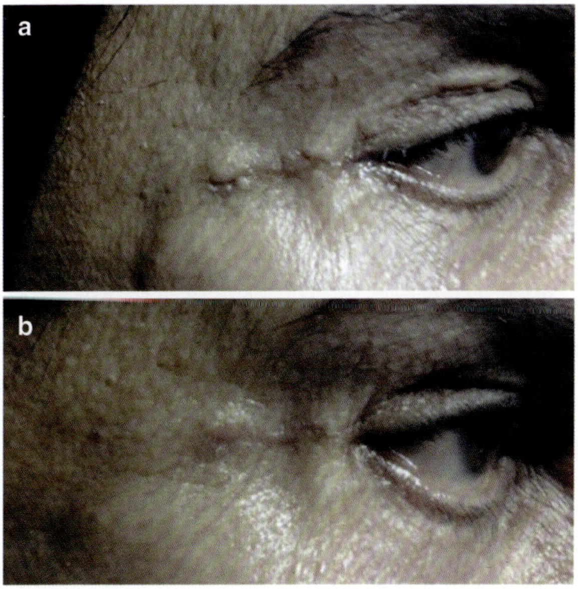

图 7.1　54 岁女性患者。(a)治疗前的手术瘢痕。(b)经过 3 次 CO_2 激光治疗后的手术瘢痕。

的老化临床症状改善上达到了极高的满意率，并且并发症的发生率也极低。点阵双极射频是一种用于面部年轻化的非剥脱性技术，是替代剥脱性和非剥脱性激光设备的一种很有前景的选择[11]。射频产生的能量通过多极电针组成的手持器传递到皮肤深层发挥热效应，最终损伤皮肤并引发伤口愈合反应。能量以金字塔形传递，使得对表皮的影响最小且对真皮层效应最大。因此，在表皮破坏<5%的情况下，可以将大量的热能输送到真皮[12]。

与非剥脱性激光不同的是，射频设备不依赖发色团来实现功效性或安全性，射频适用于所有皮肤类型。射频设备利用电流产生热量，组织的电阻将射频的电流转化为热能，诱导胶原在射频处理后立即收缩[13]。

点阵微针射频

微针单极射频装置已被用于治疗眶周皱纹，由于其针头产生的机械效应和单极射频产生的热效应，其淡化皱纹的效果良好[14]。

点阵微针双极射频疗法是一种通过微针电极组件传递双极射频电流的微创治疗系统。该系统有效地将热效应和机械效应传递到真皮深层，并创建一个可控的射频热区，同时保护表皮和关键的附件结构，有助于伤口的快速愈合。微针射频可以只从针尖产生绝缘的热效应，也可以从整个针产生非绝缘的热效应[15]。

强脉冲光

强脉冲光已被用于治疗眶周、口周和前额的皱纹，其过滤器波长为 645nm，能量范围是 40~50J/cm^2。两名独立观察员的评估显示，83.3%的患者有“一些”或“实质性”的改善[16]。强脉冲光和非剥脱性激光应用于皮肤年轻化的作用机制是通过增加Ⅰ型和Ⅲ型胶原沉积、胶原重组成平行排列的致密纤维，从而重塑真皮[17]。

等离子体皮肤再生技术

等离子体皮肤再生(PSR)技术所采用的等离子体，是物质的第四种状态，一种由电离原子组成的类气体状态的物质。电离是指对气体施加足够的能量使电子能从它们的原子中逃逸而使原子带正电荷。当电子被一个带正电荷的原子“俘获”时，能量会通过气体分子的振动和旋转而释放或储存[18]。

采用 PSR 进行非手术性睑成形术要求操作者应当具备适当的艺术操作技巧，以便对眼睑缺陷有良好的感知，并对其进行准确的修复，以确保其对称性。

与激光和传统射频等剥脱性治疗相比，PSR治疗后会留下一层完整干燥的表皮，作为一种天然的生物敷料，可避免损伤更深的皮肤层，有利于更好的愈合和最佳的美学效果。此外，升华技术的分离点留下了多余的柱状区，这有助于进一步愈合，恢复得更快。

与传统射频不同的是，等离子装置工作时无须触摸，且具有极高的精度，以可控的方式加热诱导皮肤表层的升华[19,20]。事实上，所选能量可以集中在非常小的组织区域，采用逐层模式，精确地作用于目标组织，避免损伤皮肤深层。

该技术对眼睑进行建模，必须精确区分出过量的皮肤组织，目的是缩小和塑造眼睑，改善眼睑的外观，使眼睛恢复活力，并减轻眼睑的厚重感。

长波等离子射频消融术是一种有效的非手术性睑成形的治疗方法，并且可以作为眼睑整形外科手术的替代方案[21]。

等离子消融治疗眼睑松弛的机制是其对上睑胶原蛋白有很好的重塑作用，在改善外观的同时没有任何严重的不良反应。因此，PSR可能是应对眼睑皮肤松弛症的有效方法，但仍需进一步研究[20]（图7.2）。

皮肤微针

微针疗法又称经皮胶原诱导疗法（PCI）。这是一种面部年轻化的微创手术，使用一种微型针刺装置，通过滚轮、自动笔或印章等装置对皮肤造成可控的伤害。

在手术过程中，将微针插入皮肤，在真皮乳头层造成微小的伤口，导致创伤后正常的化学级联反应。这包括炎症阶段，随后释放细胞生长因子，接着是增殖阶段，最后是重塑阶段，刺激新胶原的产生并形成更紧致的胶原基质[22]。

微聚焦超声（MFU）/高强度聚焦超声（HIFU）治疗

HIFU的原理是通过在特定组织部位聚集高频超声束，在不对表皮和邻近组织造成任何损伤的情况下，通过凝固产生即时的微热损伤，选择性地诱导细胞损伤和目标区域的体积缩小[23]。HIFU可以在不同水平产生精确的微凝固区，称为热凝固点（TCP），主要是真皮中部、真皮深层和浅表肌腱膜系统（SMAS）。这些TCP通过胶原蛋白的收缩和重塑，诱导胶原蛋白立即收缩，皮肤逐渐收紧[23]。

这项技术将目标组织的直接超声可视化与非侵入性聚焦超声能量的传递相结合。采用可视化技术的HIFU治疗作为一种改善皱纹和皮肤松弛的“高科技”方法，

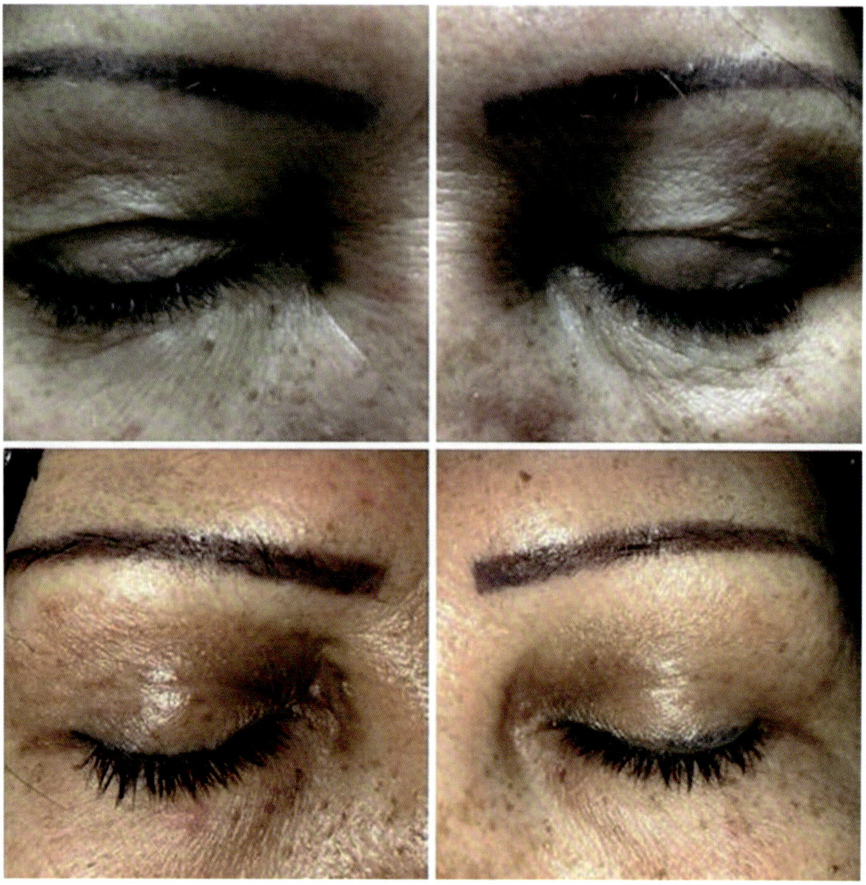

图 7.2 47 岁女性患者，双睑松弛，接受了 3 次 PSR 治疗。皮肤纹理明显改善，但有一些色素沉着。

已经得到了适当的医疗关注[24](图 7.3)。

黑眼圈

POH，又称眼周色素沉着、眶周黑变、黑眼圈、眶下暗变、眶下变色或眼窝区域特发性皮肤色素沉着，是由多种因素造成的，包括面部深层解剖、软组织和皮肤改变等[25]。它是一种边界不清的实体，表现为眼周双侧圆形或半圆形均匀褐色或深褐色的色素斑[26]。它可以影响一个人的情绪健康和生活质量。

POH 的临床特征是眼睑周围颜色从浅到深。重要的是要区分是由于深色的眼睑皮肤还是由于泪沟产生的阴影。手动拉伸下睑皮肤有助于区分真正的色素沉着和阴影。皮肤拉伸时，阴影可以得到改善或消失。在手动拉伸下睑时，由于下睑皮肤

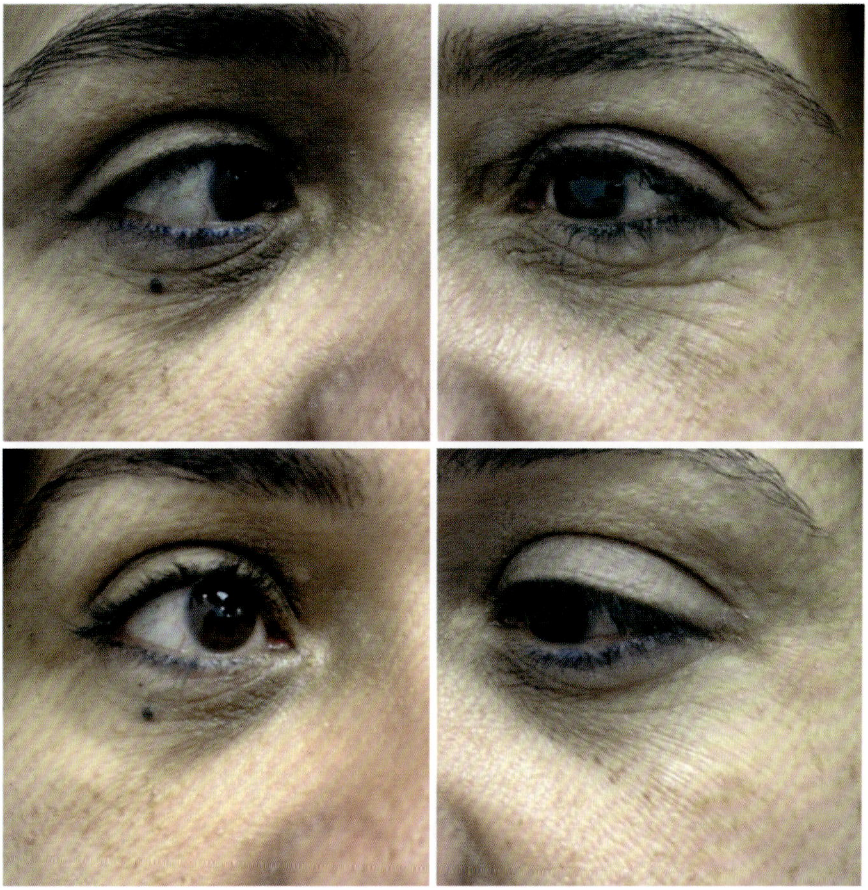

图 7.3　39 岁女性患者，有眶下皱纹，接受了一次 1.5mm 深度传感器的 MFU 治疗（单次治疗 4 个月后）。

过薄或下睑血管充血，可能会导致紫斑增多[27]。伍德灯检查可区分表皮色素沉着和真皮色素沉着[28]。超声检查有助于鉴别眶周水肿与血管原因[29]。

POH 有很多治疗方法可供选择。治疗方案包括局部脱色剂，如对苯二酚、曲酸、壬二酸、局部维 A 酸、维生素 C、化学剥脱术和激光治疗。

调 Q 激光

调 Q 激光是一种治疗黑眼圈的有效方法，主要是改变皮肤的色素沉着。鉴于黑素体的快速热弛缓时间，采用纳秒脉冲技术的调 Q 激光是选择性治疗黑素体的理想选择，同时对周围结构造成的损伤最小。调 Q 红宝石激光使用 694nm 波长破坏黑素细胞、黑素噬菌体和角质形成细胞内的黑素小体。这种相对较低的波长非常适合Ⅰ型和Ⅱ型 Fitzpatrick 皮肤患者，但高黑素小体破坏率对皮肤色素较多的患者并不理想。

两项独立的研究表明，红宝石调 Q 激光治疗后，黑眼圈可以改善 40%以上[30]。

应用红宝石调 Q 激光(694nm)治疗眶周双侧均匀性色斑和真皮黑色素细胞增多症，临床效果良好[31]。因此，在治疗 POH 时，应考虑将红宝石调 Q 激光作为一种治疗方式，该方法对真皮和表皮色素沉着都有疗效[32]。局部治疗联合红宝石调 Q 激光治疗可通过维 A 酸加速表皮黑色素的排出，从而改善表皮色素沉着，通过对苯二酚软膏抑制表皮新生黑色素的生成。

使用低能量的 1064nm QSNY 激光治疗眶下黑眼圈是安全有效的，特别是对深色皮肤类型。QS Nd:YAG 激光能穿透皮肤，对黑素体的影响很小，因为它们的波长较长(1064nm)。这使得在治疗存在更多色素沉着的患者(如 Fitzpatrick Ⅴ型和Ⅵ型皮肤)时，安全性得到了提高[33]。

强脉冲光

强脉冲光(IPL)设备在可见光光谱中发射光线，并通过耦合凝胶作用于皮肤。高输出灯利用通过充氙室的电流发出 500~1200nm 的宽波长光。这种光的发色团是存在于真皮和表皮的血红蛋白和黑色素；这导致选择性光热分解色素和(或)皮肤血管丰富的区域。其结果是改善肤色不均。可以调整设置以治疗不同程度的色素靶点；例如，在治疗毛细血管扩张区域时，优先处理血红蛋白而不是黑色素。治疗参数是个体化的，IPL 是 Fitzpatrick Ⅰ~Ⅲ型患者的理想选择[34]。

脉冲染料激光

脉冲染料激光非常适合治疗因血管原因引起的黑眼圈。脉冲染料激光器利用血红蛋白作为发色团的选择性热分解原理。这些激光器产生的可见光波长为 585~595nm，脉冲持续时间为 0.45~40ms。采用脉冲染料激光治疗 Fitzpatrick Ⅰ~Ⅲ型皮肤非常理想，通常每 4~6 周重复一次，至少 3 个疗程才能有效。脉冲染料激光治疗其他形式皮肤色素沉着的研究一直存在争议；然而，一些研究表明，脉冲染料激光治疗日光性雀斑可能有效[29]。

剥脱性激光换肤

激光换肤改善眶周黑眼圈的机制是控制皮肤组织损伤，从而形成胶原蛋白增加的皮肤层，减少色素不均匀和皱纹。激光换肤是一种以多模式方式解决黑眼圈的有力手段。首先，可以剥脱皮肤表层，使色素较少的表层再生。此外，皮肤表面胶原蛋白含量的提高会改善眼轮匝肌和相关血管的覆盖，而这些往往是导致黑眼圈出现的原因。点阵 CO_2 激光和 Er:YAG 激光是最常用的治疗手段[35]。

点阵激光技术采用与全剥脱激光相同的技术；然而，点阵激光换肤可将全剥脱激光的大量热损伤减少到近乎像素化的剥脱模式，不损伤非治疗目标的皮肤，从而减少恢复时间和降低并发症发生率。CO_2 点阵激光换肤和传统剥脱性激光换肤的效果相当，但其并发症发生率较低且恢复时间更短[36]。

Er:YSGG 激光

有研究表明，2790nm 的 Er:YSGG 激光可以改善皱纹和色素沉着。这种激光治疗的机制是表皮的非选择性剥脱性修复和真皮的非剥脱性修复[37,38]。

眉下垂

眉毛的位置在面部表情和感知中起着相当大的作用；因此，患者经常向美容医生寻求眉下垂的治疗。年龄相关的萎缩、眼轮匝肌外侧部分的重力和运动的影响，以及患者的遗传，共同导致了该区域的眉毛下降和皮肤软组织的改变。这些变化在眉毛外侧更明显。有许多非手术和手术的治疗方案可用来提眉。非手术技术包括化学神经溶解术、填充剂、激光换肤、射频和超声治疗。

射频仪器已被证明对减轻眉下垂、鼻唇沟和面颊松弛是有效的[39]。

MFU 具有可视化功能，是一种安全有效的面部皮肤紧致方法。单次 MFU 治疗前额可使眉毛高度平均升高 1.7~1.9mm。副作用仅限于一过性红肿，这种副作用在所有激光、光和其他能量治疗中都很常见[40]。

眶下静脉

眶周静脉（POV）是常见的美容关注点。在解剖学上，POV 起始于鼻梁，移行为眶上静脉和眶下静脉,并连接来自前额外侧和头皮的静脉分支。可以看到多个分支点,这些分支点在上、下睑菲薄的皮肤上不仅可以表现为横纹,还可以表现为纵纹。眼睑周围的血管结构更加明显,因为该区域在皮肤下没有或只有有限的皮下脂肪。在眶周皮肤白皙和(或)菲薄的患者中,POV 突出会导致皮肤变色,使患者看起来疲惫不堪,眼睛周围有黑眼圈[41]。

尽管存在各种风险和副作用,但很长一段时间内,使用十四烷硫酸钠等硬化剂治疗、手术切除(切除静脉)和电烧灼仍然是主要的治疗方案。激光是治疗影响美观的眼周区域静脉最有效和安全的方法[42]。

长脉冲 1064nm Nd:YAG 激光能选择性去除可见的突出静脉,是治疗静脉性眼窝下黑眼圈有效且安全的方法[43]。

采用 1064nm 长脉冲 Nd:YAG 激光治疗眼睑浅静脉安全、简单、有效、快速。一项随访 8 年的病例报告研究显示,Nd:YAG 激光成功治疗下睑静脉后无复发。线状收缩是血管激光治疗的理想终点,可在不造成皮肤烧伤的情况下实现漂白。这是血栓完全闭塞血管的结果[44]。有些患者需要佩戴护目镜,特别是治疗上睑的患者。

预期的副作用可能是疼痛,因此,一些患者可能需要局部麻醉。所有接受治疗的患者上覆皮肤均有红斑和轻度水肿。据报道,几名患者的皮肤出现了细小的结痂,随后愈合。有几例患者在治疗后立即出现小紫癜点,但在 1 周内消退[45](图 7.4)。

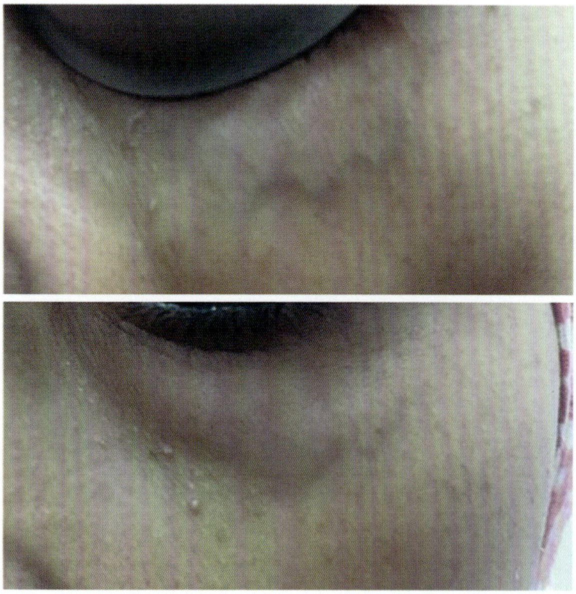

图 7.4　32 岁女性患者,左侧眶下静脉,接受 3 次长脉冲 Nd:YAG 激光治疗,光斑 5mm,20ms,80J/cm^2。

汗管瘤

汗管瘤是一种良性皮肤附属器肿瘤，起源于皮内小汗管，主要发生于青春期或以后的女性，通常发生在眶周区域。汗管瘤的治疗包括：手术切除、电干燥、冷冻、化学剥脱和激光消融。然而，这些治疗往往不彻底，会导致明显的瘢痕和复发。CO_2 激光治疗仍然是治疗汗管瘤的首选方法，特别是其与针孔法的结合已作为最近的治疗趋势[46]。

在 CO_2 激光治疗后立即局部应用 A 型肉毒毒素治疗眶周汗管瘤效果良好[47]。A 型肉毒毒素治疗汗管瘤的确切机制尚不清楚。然而，这可能是因为 A 型肉毒毒素可以阻断调节小汗腺分泌[48]的自主神经胆碱能末梢。A 型肉毒毒素阻断 SNARE（SNAP 受体）复合物的 SNAP-25（突触体相关蛋白 25），并抑制神经末梢细胞质内囊泡中乙酰胆碱的释放[49]。由于汗腺瘤起源于汗腺分泌，A 型肉毒毒素被认为是一种治疗方式。

对于深部的病变，很难用 CO_2 激光消融，可以用针孔和多次钻孔的方法治疗。在针孔法中，为细小的离散的汗管瘤病变创建单个孔，为斑块型病变创建间隔为 1~3mm 的多个小孔，其排列方式类似于汗孔。

10600nm CO_2 激光徒手针孔法是指在皮肤病变部位，制造几个模仿皮肤毛孔的小孔。通过针孔法进行 CO_2 激光治疗，激光能量可以传递到真皮深层，破坏目标真皮组织，通过对周围的胶原束和弹性纤维进行热刺激，从而改善皮损的纹理[50]。据报道，汗管瘤病灶的平均深度为（0.70±0.20）mm（范围为 0.4~1.2mm）[51]。因此，在适当的真皮深度联合应用针孔法和 CO_2 激光治疗可能为治疗亚洲眶周汗管瘤患者提供一种简单、有效的治疗方式[52]。

结果表明，点阵 CO_2 激光对眶周汗管瘤患者具有积极的治疗效果。因为点阵 CO_2 激光可以诱导汗管瘤的胶原束和周围纤维组织的再生和重新排列，与针孔和多次钻孔方法相似，可以额外改善真皮厚度、皱纹和隆起皮肤表面的纹理。用点阵 CO_2 激光穿透病灶非常方便，手术时间更短，术后出血、渗出更少，恢复时间也更短[53]。

非剥脱性 1550nm 二极管泵浦铒激光也被用于汗管瘤患者，但需要多次治疗才能获得满意的临床结果[54]。

1444nm Nd：YAG 激光可成功治疗皮下与脂肪组织无关的良性汗腺囊性肿瘤、小汗腺水疱性肿瘤。临床上与小汗腺囊肿相似，眶周汗腺瘤由小的囊性病变组成。因此，采用该方法消除眶周汗管瘤也许能获得类似的效果，是一种简单、有效、安全的消除眶周汗管瘤的方法，且副作用小，复发率低。

理想的治疗策略是选择性破坏真皮靶病变区，而对正常表皮组织几乎没有损伤。因此，医生尝试用病灶内绝缘针来治疗患者。病灶内绝缘针已用于治疗汗管瘤，并报道了良好的结果。所使用的针应在其底部绝缘，而其轴和尖端则不绝缘。这样，针头可以选择性地破坏真皮或皮下组织，而不损伤皮肤表面[57]。

眼睑黄斑瘤

眼睑黄斑瘤(XP)是影响眼睑的最常见的黄斑瘤类型。其特征是在上、下睑上出现无症状的淡黄色软斑、丘疹或斑块，组织学检查显示主要是真皮上网状内的泡沫型脂质组织细胞[58]。

XP的治疗方法有很多，最常用的包括手术切除、CO_2或铒激光消融、非剥脱性调Q Nd:YAG激光、三氯乙酸剥脱和射频消融。

等离子体

等离子体剥脱术极高精度允许将选定的能量集中在非常小的组织区域（直径1mm），而不累及周围的皮肤，其以分层的模式精确、细致地作用于组织，避免损伤更深层的皮肤，有利于更好的愈合及最佳的美学效果。长波等离子体射频消融是治疗XP的有效选择，并为美学治疗日益增多的医疗设备增加了一个新的工具[59]。

用非剥脱性激光治疗黄斑瘤也有报道。使用调Q Nd:YAG激光治疗黄斑瘤在一些研究中显示出了良好的效果[60,61]。

具有特定波长的非剥脱性激光作用于它们各自的发色团并造成选择性破坏。黄斑瘤不含黑色素，由充满酯化胆固醇的组织细胞组成。对人类脂肪的体外研究显示，其在1210nm和1720nm附近有很好的吸收峰，并且可以被1064nm激光捕获[62,63]。假设激光能量被附近血管和基质中的水吸收，转移到周围的黄色瘤样组织细胞，对黄斑瘤产生光声和热破坏作用。1064nm调Q Nd:YAG激光治疗黄斑瘤的作用机制可能是非特异性的整体热作用，表皮受到一定程度的破坏，从而使组织碎片得以挤出[64](图7.5)。

编者的话

- 当在眼睛周围使用任何激光、光基或能量基设备时，应考虑所有相关的安全

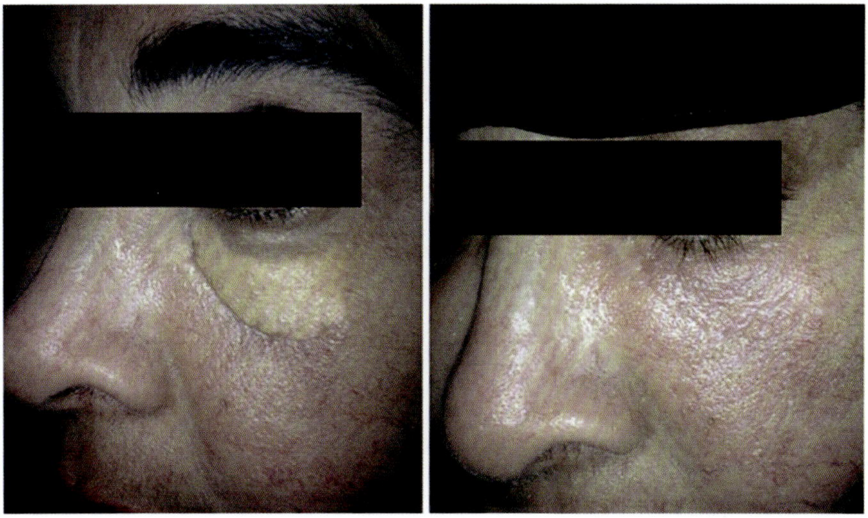

图 7.5　51 岁女性眼睑黄斑瘤患者，行 1W、50Hz CO_2 激光治疗。

措施，以避免任何损伤眼睛的可能。

- 患者的皮肤类型在选择合适的技术时起着重要的作用。
- 在咨询过程中，必须与患者讨论相关的休息时间、所需的治疗次数、可能的副作用和并发症，并为每位患者决定最合适的治疗计划。
- 激光和 EBD 相对于其他方式的优点是，可以本质性改善皮肤结构，而其他方式可能会暂时性达到美容改善作用，但没有皮肤结构性的改善。

参考文献

1. Ha RY, Nojima K, Adams WP Jr, Brown SA. Analysis of facial skin thickness: defining the relative thickness index. Plast Reconstr Surg. 2005;115:1769–73.
2. Lee WW, Levitt AE. Periocular rejuvenation with neurotoxin and dermal filler. Plast Aesthet Res. 2018;5:43.
3. Kashkouli MB, Abdolalizadeh P, Abolfathzadeh N, Sianati H, Sharepour M, Hadi Y. Periorbital facial rejuvenation; applied anatomy and pre-operative assessment. J Curr Ophthalmol. 2017;29(3):154–68.
4. Czyz CN, Hill RH, Foster JA. Preoperative evaluation of the brow-lid continuum. Clin Plast Surg. 2013;40(1):43–53.
5. Helfrich YR, Sachs DL, Voorhees JJ. Overview of skin aging and photoaging. Dermatol Nurs. 2008;20:177–83.
6. Rexbye H, Petersen I, Johansens M, Klitkou L, Jeune B, Christensen K. Influence of environmental factors on facial ageing. Age Ageing. 2006;35(2):110–5.
7. Keaney TC. Aging in the male face: intrinsic and extrinsic factors. Dermatol Surg. 2016;42:797–803.
8. Morita A. Tobacco smoke causes premature skin aging. J Dermatol Sci. 2007;48:169–75.
9. Guida S, Nisticò SP, Farnetani F, Del Duca E, De Carvalho N, Persechino F, Verdina T,

Giannetti L, D'Alessandro M, Urtis GG, Pellacani G, D'Alessandro G. Resurfacing with ablation of periorbital skin technique: indications, efficacy, safety, and 3D assessment from a pilot study. Photomed Laser Surg. 2018;36(10):541–7. https://doi.org/10.1089/pho.2018.4479.
10. Ancona D, Katz BE. A prospective study of the improvement in periorbital wrinkles and eyebrow elevation with a novel fractional CO2 laser—the fractional eyelift. J Drugs Dermatol. 2010;9(1):16–21.
11. Lolis M, Goldberg DJ. Assessment of safety and efficacy of a bipolar fractionated radiofrequency device in the treatment of periorbital rhytides. J Cosmet Laser Ther. 2014;16:161–4.
12. Man J, Goldberg DG. Safety and efficacy of a bipolar fractionated radiofrequency device in Fitzpatrick skin V-VI. J Cosmet Laser Ther. 2012;14:179–83.
13. Elsaie ML, Choudhary S, Leiva A, et al. Nonablative radiofrequency for skin rejuvenation. Dermatol Surg. 2010;36(5):577–89.
14. Kwon SH, Choi JY, Ahn GY, Jang WS, Shin JW, Na JI, Park KC, Huh CH. The efficacy and safety of microneedle monopolar radiofrequency for the treatment of periorbital wrinkles. Dermatol Treat. 2019;10:1–5.
15. Lee SJ, Kim JI, Yang YJ, Nam JH, Kim WS. Treatment of periorbital wrinkles with a novel fractional radiofrequency microneedle system in dark-skinned patients. Dermatol Surg. 2015;41(5):615–22. https://doi.org/10.1097/DSS.0000000000000216.
16. Goldberg DJ, Cutler KB. Nonablative treatment of rhytids with intense pulsed light. Lasers Surg Med. 2000;26:196–200.
17. Babilas P, Schreml S, Szeimies RM, Landthaler M. Intense pulsed light (IPL): a review. Lasers Surg Med. 2010;42:93–104.
18. Foster KW, Moy RL, Fincher EF. Advances in plasma skin regeneration. J Cosmet Dermatol. 2008;7(3):169–79. https://doi.org/10.1111/j.1473-2165.2008.00385.x.
19. Alster TS, Konda S. Plasma skin resurfacing for regeneration of neck, chest and hands: investigation of a novel device. Dermatol Surg. 2007;33(11):1315–21.
20. Rossi E, Farnetani F, Trakatelli M, Ciardo S, Pellacani G. Clinical and confocal microscopy study of plasma exeresis for nonsurgical blepharoplasty of the upper eyelid: a pilot study. Dermatol Surg. 2018;44(2):283–90. https://doi.org/10.1097/DSS.0000000000001267.
21. Baroni A. Non-surgical blepharoplasty with the novel plasma radiofrequency ablation technology. Skin Res Technol. 2019; https://doi.org/10.1111/srt.12774.
22. Ablon G. Safety and effectiveness of an automated microneedling device in improving the signs of aging skin. J Clin Aesthet Dermatol. 2018;11(8):29–34.
23. Suh DH, Oh YJ, Lee SJ, Rho JH, Song KY, Kim NI, Shin MK. A intense-focused ultrasound tightening for the treatment of infraorbital laxity. J Cosmet Laser Ther. 2012;14(6):290–5. https://doi.org/10.3109/14764172.2012.738912.
24. Park H, Kim E, Kim J, Ro Y, Ko J. High-intensity focused ultrasound for the treatment of wrinkles and skin laxity in seven different facial areas. Ann Dermatol. 2015;27(6):688–93.
25. Sarkar R. Idiopathic cutaneous hyperchromia at the orbital region or periorbital hyperpigmentation. J Cutan Aesthet Surg. 2012;5(3):183–4.
26. Roh MR, Chung KY. Infraorbital dark circles: definition, causes, and treatment options. Dermatol Surg. 2009;35:1163–71.
27. Friedmann DP, Goldman MP. Dark circles: etiology and management options. Clin Plast Surg. 2015;42(1):33–50.
28. Paraskevas LR, Halpern AC, Marghoob AA. Utility of the Wood's light: five cases from a pigmented lesion clinic. Br J Dermatol. 2005;152(5):1039–44.
29. Sarkar R, Ranjan R, Garg S, Garg VK, Sonthalia S, Bansal S. Periorbital hyperpigmentation: a comprehensive review. J Clin Aesthet Dermatol. 2016;9(1):49–55.
30. Cho S, Lee SJ, Chung WS, Kang JM, Kim YK, Cho SB. Acquired bilateral nevus of Ota-like macules mimicking dark circles under the eyes. J Cosmet Laser Ther. 2010;12(3):143–4.
31. Watanabe S, Nakai K, Ohnishi T. Condition known as "dark rings under the eyes" in the Japanese population is a kind of dermal melanocytosis which can be successfully treated by Q-switched ruby laser. Dermatol Surg. 2006;32(6):785–9; discussion 789.
32. Momosawa A, Kurita M, Ozaki M, Miyamoto S, Kobayashi Y, Ban I, Harii K. Combined therapy using Q-switched ruby laser and bleaching treatment with tretinoin and hydroquinone for periorbital skin hyperpigmentation in Asians. Plast Reconstr Surg. 2008;121(1):282–8.
33. Wang CC, Chen CK. Effect of spot size and fluence on Q-switched alexandrite laser treat-

ment for pigmentation in Asians: a randomized, double-blinded, split-face comparative trial. J Dermatolog Treat. 2012;23(5):333–8.
34. Goldberg DJ. Current trends in intense pulsed light. J Clin Aesthet Dermatol. 2012;5(6):45–53.
35. Ortiz AE, Goldman MP, Fitzpatrick RE. Ablative CO2 lasers for skin tightening: traditional versus fractional. Dermatol Surg. 2014;40(Suppl 12):S147–51.
36. Kotlus BS, Schwarcz RM, Nakra T. Upper eyelid fractional CO2 laser resurfacing with incisional blepharoplasty. Ophthalmic Plast Reconstr Surg. 2016;32(4):267–9.
37. Park KY, Oh IY, Moon NJ, Seo SJ. Treatment of infraorbital dark circles in atopic dermatitis with a 2790-nm erbium: yttrium scandium gallium garnet laser: a pilot study. J Cosmet Laser Ther. 2013;15(2):102–6. https://doi.org/10.3109/14764172.2012.759236.
38. Lee JW, Kim BJ, Kim MN, Lee CK. Treatment of periorbital wrinkles using a 2,790-nm yttrium scandium gallium garnet laser. Dermatol Surg. 2010;36:1382–9.
39. Nobile V, Michelotti A, Cestone E. A home-based eyebrows lifting effect using a novel device that emits electrostatic pulses containing RF energy, resulting in high frequency, low level transdermal microcurrent pulsations: double blind, randomized clinical study of efficacy and safety. J Cosmet Laser Ther. 2016;18(4):234–8.
40. Alam M, White LE, Martin N, Witherspoon J, Yoo S, West DP. Ultrasound tightening of facial and neck skin: a rater-blinded prospective cohort study. J Am Acad Dermatol. 2010;62(2):262–9. https://doi.org/10.1016/j.jaad.2009.06.039.
41. Weiss RA, Ramelet AA. Removal of blue periocular lower eyelid veins by ambulatory phlebectomy. Dermatol Surg. 2002;28(1):43–5.
42. Chauhan N, Ellis DA. Periorbital rejuvenation: reticular vein treatment. Facial Plast Surg Clin North Am. 2013;21(1):147–55.
43. Chen DL, Cohen JL. Treatment of periorbital veins with long-pulse Nd:YAG laser. J Drugs Dermatol. 2015;14(11):1360–2.
44. Goldman A, Lotti T, Tchernev G, Wollina U. Successful treatment of reticular blue veins of the lower eyelid by long-pulse Nd: YAG—case report with 8-year follow-up. Open Access Maced J Med Sci. 2018;6(1):58–60.
45. Ma G, Lin XX, Hu XJ, Jin YB, Chen H. Treatment of venous infraorbital dark circles using a long-pulsed 1,064-nm neodymium-doped yttrium aluminum garnet laser. Dermatol Surg. 2012;38(8):1277–82. https://doi.org/10.1111/j.1524-4725.2012.02457.x.
46. Cho SB, Lee SH, Lee SJ, Lee JE, et al. Syringoma treated with pinhole method. J Eur Acad Dermatol Venereol. 2009;23:852–3.
47. Seo HM, Choi JY, Min J, Kim WS. Carbon dioxide laser combined with botulinum toxin A for patients with periorbital syringomas. J Cosmet Laser Ther. 2016;18(3):149–53. https://doi.org/10.3109/14764172.2015.1052517.
48. Correia O, Duarte AF, Barros AM, et al. Multiple eccrine hidrocystomas—from diagnosis to treatment: the role of dermatoscopy and botulinum toxin. Dermatology. 2009;219:77–9.
49. Gandhi V, Naik G, Verma P. Eccrine hidrocystoma successfully treated with topical synthetic botulinum peptide. J Cutan Aesthet Surg. 2011;4:154–5.
50. Lee SJ, Cho S, Kim YK, Cho SB. Scar revision by the pinhole method using a 10,600-nm carbon dioxide laser. J Cosmet Laser Ther. 2013;15:37–8.
51. Kang WH, Kim NS, Kim YB, Shim WC. A new treatment for syringoma. Combination of carbon dioxide laser and trichloroacetic acid. Dermatol Surg. 1998;24:1370–4.
52. Lee SJ, Goo B, Choi MJ, Oh SH, Chung WS, Cho SB. Treatment of periorbital syringoma by the pinhole method using a carbon dioxide laser in 29 Asian patients. J Cosmet Laser Ther. 2015;17(5):273–6. https://doi.org/10.3109/14764172.2015.1027224.
53. Cho SB, Kim HJ, Noh S, Lee SJ, Kim YK, Lee JH. Treatment of syringoma using an ablative 10,600-nm carbon dioxide fractional laser: a prospective analysis of 35 patients. Dermatol Surg. 2011;37:433–8.
54. Akita H, Takasu E, Washimi Y, et al. Syringoma of the face treated with fractional photothermolysis. J Cosmet Laser Ther. 2009;11:216–9.
55. Kim JY, Lee JW, Chung KY. Periorbital syringomas treated with an externally used 1,444 nm neodymium-doped yttrium aluminum garnet laser. Dermatol Surg. 2017;43(3):381–8. https://doi.org/10.1097/DSS.0000000000000985.
56. Karam P. Benedetto AV intralesional electrodesiccation of syringomas. Dermatol Surg. 1997;23(10):921–4.

57. Hong SK, Lee HJ, Cho SH, Seo JK, Lee D, Sung HS. Syringomas treated by intralesional insulated needles without epidermal damage. Ann Dermatol. 2010;22(3):367–9. https://doi.org/10.5021/ad.2010.22.3.367.
58. Sarkany RP, Breathnach SM, Seymour CA, et al. Metabolic and nutritional disorders, Chapter 57. In: Rook's textbook of dermatology, vol. 3. 8th ed. Oxford: Wiley-Blackwell; 2010. p. 60–75.
59. Baroni A. Long-wave plasma radiofrequency ablation for treatment of xanthelasma palpebrarum. J Cosmet Dermatol. 2019;18(1):121–3. https://doi.org/10.1111/jocd.12509.
60. Fusade T. Treatment of xanthelasma palpebrarum by 1064 nm Q-switched Nd:YAG laser: a study of 11 cases. Dermatol Surg Lasers. 2007;158(1):84–7.
61. Marini L. 1064 nm Q-switched photo-acoustic laser ablation of xanthelasma palpebrarum. J Laser Health Acad. 2013;2013(1):48–51.
62. Ichikawa K, Miyasaka M, Tanaka R, et al. Histologic evaluation of the pulsed Nd:YAG laser for laser lipolysis. Lasers Surg Med. 2005;36(1):43–6.
63. Anderson RR, Farinelli W, Laubach H, et al. Selective photothermolysis of lipid-rich tissues: a free electron laser study. Lasers Surg Med. 2006;38(10):913–9.
64. Heng JK, Chua SH, Goh CL, Cheng S, Tan V, Tan WP. Treatment of xanthelasma palpebrarum with a 1064-nm, Q-switched Nd:YAG laser. J Am Acad Dermatol. 2017;77(4):728–34. https://doi.org/10.1016/j.jaad.2017.03.041.

第 8 章

眶周年轻化的眼整形手术

R. Chalhoub, N. Kawa, H. Dabbous, N. Soueidan

一个女人的美丽，一定从她的眼睛中看到，因为那是她心灵的窗口，"爱"居住的地方。

——奥黛丽·赫本

引言

面部表情的微妙之处在于其是最重要的非语言线索之一，可以指导人类的交流和关系。此外，眼神交流在人类的互动中是至关重要的，这也是为何眶周区域在审美领域有着如此重要的地位。眶周区主要包括眼睛、眼睑及其与相邻结构如眉毛、颞部、面中部等。

眼整形手术的特别之处是，除了美学目标外，它通常还有功能目标，包括视力质量和眼部结构的总体健康[1]。

眶周区域的审美标准因年龄、性别和种族而异。这些因素主要涉及眼睑褶皱、睫膜前脂肪、外眦和眼睑-面颊交界处。

术前评估

眶周区域的评估应始终考虑到与衰老相关的生理变化及可能存在的医学功能问题。这些变化包括皮肤、骨骼和软组织的改变，如脂肪萎缩、软组织下垂、骨吸收、皮肤松弛和眼睑错位[2,3]。

想要获得较好的美容手术效果，首先要进行详细的术前评估，对面部的解剖学和美容亚单位有全面的了解。在任何手术干预前，应详细评估内科病史和手术史。这包括既往的面部损伤、眼科手术和美容手术，如皮肤的光电治疗、化学剥脱术，以及神经毒素或填充剂的注射。

除了关注的主要区域外，还应该进行全面的眼科检查，包括视力检查、瞳孔功能检查、眼压检查、裂隙灯检查和眼底检查。眼球突出度测量也应该做好记录，包括垂直或水平方向的球面位移。在睑成形术中特别重要的是眼球突出度相对于面中部缩回的距离，也被称为负向量眼。

决定选择年轻化治疗方法的因素包括患者的主诉、面部解剖、皮肤的质量和类型。无论干预的区域如何，每位患者都应针对这些因素进行评估。面上部应特别注意：上睑下垂、对称性、眉型、皱纹和发际线。根据患者的需求，可能需要综合治疗。

最后，影像资料也是眼整形评估的关键组成部分。这包括额部正面、正侧面或侧面照片，以及使用伍德灯来记录眼球突出和面中部不对称等。

手术治疗

提眉术

早在 1919 年，Passot 就通过眉毛上方一个简单的横切口来进行提眉术。影响前额的衰老变化包括软组织萎缩和颞部体积减小，这些会导致眉下垂。为了补偿下垂，额肌作为眉毛中唯一的提肌，经常过度活动[4]。它向下延伸，与降眉间肌和皱眉肌纤维交错，其重复收缩最终导致水平额皱。

术前评估

接受提眉手术的理想患者应额头较长，因为提眉手术通常会缩短前额。需要考虑的重要因素包括发际线和发型，因为切口可以更好地设计在发带或深皱纹等其他不明显的区域。提眉术有很多种方法，包括直接提眉术、间接提眉术、颞部提眉术、内镜提眉术、前额中部提眉术、毛周/毛发提眉术和冠状提眉术。随着微创技术的出现，传统的冠状提眉术和直接提眉术正逐渐被内镜和其他隐蔽的美容切口提眉术所替代。

冠状切口入路是处理额部肌肉[5]经典而有效的方法，主要适用于额头较短的患者。切口通常位于耳轮根的上方，并越过耳冠向对侧耳进行，同时计划在发际线后

2cm 处闭合切口(图 8.1 中 A)。剥离至帽状腱膜下平面,钝性分离皱眉肌纤维,同时保留神经血管束。降眉肌可以类似的方式分离。放松这两块肌肉后,眉间皱纹将得到改善,并导致内侧眉毛的抬高和分离。冠状入路的优点是瘢痕隐蔽性良好,但是这是一种相对侵入性的手术,可能会有一些严重副作用,包括脱发和头皮麻木[2]。

内镜入路在听力承载区使用 5 个较小的切口，有着良好的瘢痕伪装和较低的感觉异常风险[6]。最佳的内镜下提眉术的候选患者是轻中度上睑下垂、额头短小及眼轮匝肌后脂肪垫体积小的中年女性。切口通常为两个旁中心切口、两个颞侧切口和一个中央切口,位于发际线后 1.5~2cm(图 8.1 中 B、C)。内镜入路的剥离平面位于颞融合线内侧的骨膜下平面,并沿着颞深筋膜至颞融合线外侧。内窥镜通过两个矢状旁切口进入。使用这种方法,从一侧外眦向另一侧释放边缘弓,需要通过眉间筋膜进行剥离,以进入眉间肌。肌肉分层,有利于滑车上和眶上神经肌肉束的保留。使用可吸收或不可吸收螺钉、带缝线的骨隧道或如 Endotine 或 Ultratine 的固定装置悬浮软组织。内镜方法的主要缺点是学习周期长,而且需要内镜及其配套设备,然而这一点许多医疗机构无法提供。

颞部提眉术仅包括内镜颞部提眉术(图 8.1 中 C)。它可以单独进行,也可以与其他治疗如睑成形术联合进行。主要用于在内侧眉毛无下垂时抬高眉尾[2]。

毛周入路/毛囊入路属于开放入路。最理想的患者是额头大并有头发下垂(有刘海)。在毛发生长区域内数毫米处可见非线性不规则切口(图 8.1 中 D)。在帽状腱膜下平面进行剥离,直到前皮瓣抬高,与有毛发的头皮有明显的重叠。如有需要,可将

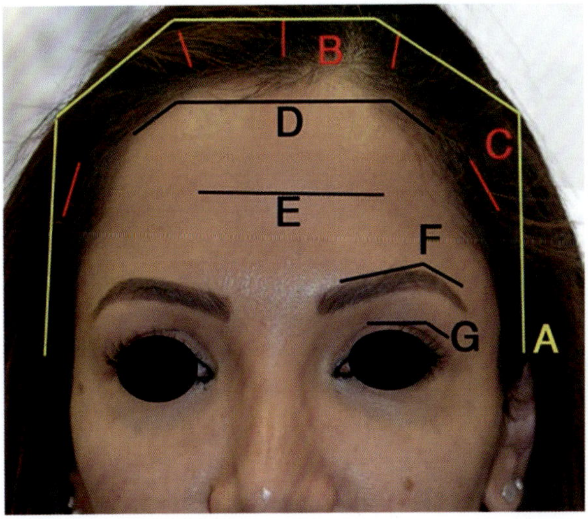

图 8.1 女性面部不同切口修复眉下垂的外部照片。A,冠状切口入路;B,内镜入路;C,颞侧入路;D,毛周入路;E,前额中部入路;F,直接提眉术切口;G,间接提眉术切口。

后侧带毛发的头皮向前移动。一旦达到眉毛和前额的新位置，分层关闭切口。该方法的并发症与冠状切口入路相似，包括脱发和头皮麻木[7]。

额中提眉术适用于额部深皱纹或面瘫患者。切口放置于额中深皱纹处（图8.1中E）。切口是双侧的，不要越过中线，应该沿着前额的轮廓。在皮下平面进行钝性分离，到达眼轮匝肌，用可吸收缝合线将眼轮匝肌悬于骨膜上方。这种方法的缺点是瘢痕明显。

直接提眉术采用在眉毛上缘或其内侧的切口（图8.1中F）。通常在皮下平面进行最小的剥离。与额中提眉术相似，眼轮匝肌用可吸收缝合线悬吊。该术式的缺点包括瘢痕可见性和复发的可能性[2]（图8.2）。

间接提眉术/眉固定术通过睑成形术切口进入眉脂肪垫，也称为眼轮匝肌后眼脂肪（图8.1中G）。该术式可以达骨膜前解剖平面，然后确定脂肪垫并将脂肪垫在眶上缘上方1~2cm处与额骨骨膜缝合。这种方法对于不需要大幅度抬高眉毛的轻度颞部眉下垂非常有用。

睑成形术

睑成形术仍然是最常见的整容手术之一。现代睑成形术已经由单纯切除转向眼部体积增加和组织保留。

上睑成形术的目的是恢复睑板前空间的可见性，并重塑与年轻时期一致的上

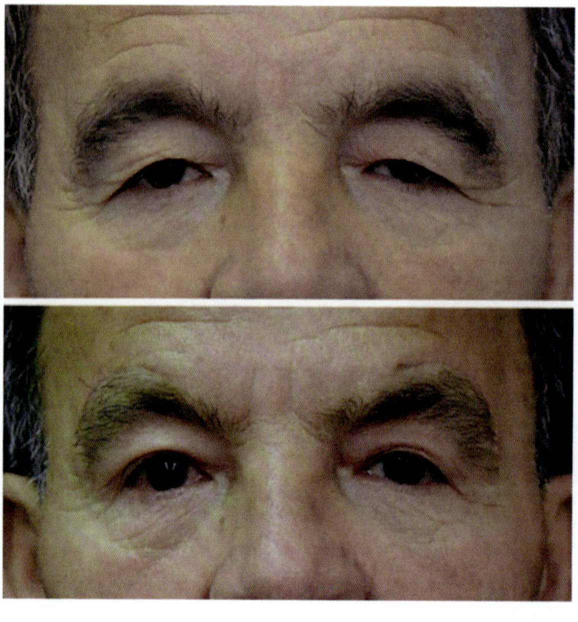

图8.2 直接眉下垂修复术后的眉毛位置改善。

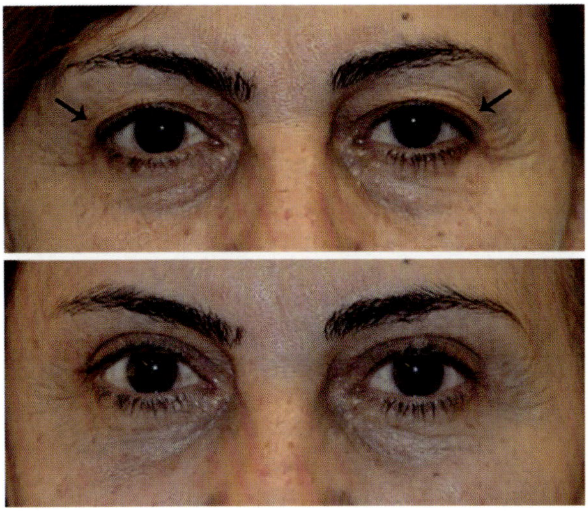

图 8.3　行上睑成形术后,上睑皮肤松弛和睑板外形有所改善。

睑褶皱体积(图 8.3)。下睑成形术的目的是切除多余的脂肪,治疗泪沟畸形,紧致皮肤,创造一个光滑的眼睑–面颊连接处,同时保持“杏仁形”的眼睛眼角的锐利度[9,10]。

术前评估

术前评估包括仔细评估眼睑、眼球、眼眶和面部脂肪垫,以及骨骼解剖。体格检查的重点是外眦支撑、肌肉或皮肤松弛度和眼睑弹性,可以通过眼睑分散和快速恢复测试来评估松弛程度。其他需要评估的因素包括眼睑回缩或上睑下垂、睑内翻或睑外翻、眼睑松弛、眶负矢量和眼睑闭合不全。应做全面的眼科检查,重点是泪腺系统、眼表和角膜病变或既往手术瘢痕。

除性别、种族和年龄外,还有许多变量可以决定睑成形术的结果。

手术技巧

术前标记,患者保持直立体位,目光中立;将眉毛手工固定位术后预期位置。在上睑成形术中,标记的下边界沿预定的眼睑褶皱,标记的上边界采用捏皮技术确定。这项技术的目的是防止去除多余的皮肤和导致瘢痕性眼睑闭合不全。手术中,切除皮瓣,然后修剪鼻脂肪垫,或者如果需要的话,将其侧向移位以扩大中央腱膜前脂肪垫[11]。眼轮匝肌通常被保留,特别是在大切口、眼轮匝肌张力弱或已有眼睑闭合不全的病例中。

下睑成形术可采用经结膜法或经皮法。两者的主要区别是经结膜法不侵犯眼轮匝肌[9]。

经结膜技术切口位于下睑板下方约 5mm 处的下睑结膜处。眶脂肪可在眶隔前或眶隔后剥离;并可在下方重新覆盖以帮助解决泪沟畸形(图 8.4)。该手术还可以结合捏皮切除多余的皮肤,联合外眦成形术或眦固定术来处理轻微的下睑松弛[12]。

经皮入路的切口通常位于下睑睫毛的下方。皮下剥离平面在睑板前眼轮匝肌下方达眶脂肪垫和眶下缘。使用经皮入路的优点是可以广泛暴露脂肪并重新覆盖,除了切除更多的皮肤以外,还可以进行面颊 SOOF 或眼轮匝肌提升术。该技术的主要缺点是增加了术后下睑回缩和外翻的风险。

脂肪移植

现代美学和面部年轻化的概念,除了更多地关注不同美学单元之间的关系外,更注重体积的保存和恢复。在眶周区域,人们越来越关注保留上、下眼睑的体积,以及脂肪重排来治疗泪沟畸形和改善睑颊结合部[13,14]。

与衰老相关的脂肪萎缩通常影响上睑腱膜前脂肪垫、眉毛脂肪垫,以及不同的面颊脂肪室。这就解释了为什么脂肪移植越来越多地被用作重新填充和恢复这些不同美学单元的强大工具[15]。

与任何外科手术一样,术前评估对于阐明任何可能影响移植物存活的医学或饮食问题至关重要。脂肪收集部位也必须进行评估,因为全身脂肪百分比低的消瘦患者没有足够的皮下脂肪,这使得他们不适合该手术。采集部位包括脐周、大腿内外侧和臀部[16]。

在手术中,在脂肪获取区域应用局部肿胀麻醉。肿胀液是一种由生理盐水、利

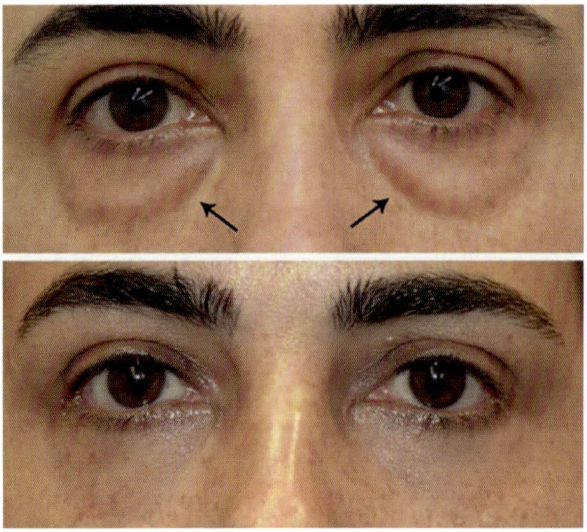

图 8.4 行经结膜下睑成形术和脂肪重排手术后,下睑脂肪松弛和泪沟畸形有所改善。

多卡因、碳酸氢钠和少量肾上腺素混合而成的溶液。切开一个小的水平切口，插入吸引套管，然后在持续的吸引下前后移动获取脂肪[16,17]。

获取的脂肪可以用多种方法加工，包括离心、使用棉垫或其他封闭系统过滤材料进行冲洗，以减少污染或脂肪细胞损伤的风险[18]。最近的技术包括将获取的脂肪通过不同大小的筛子(图 8.5a)，产生更小的脂肪小叶被称为“微脂肪”，脂肪乳化被称为“纳米脂肪”。处理后，将脂肪转移到 1mL 注射器中(图 8.5b)，然后多次注射到所需区域(图 8.5c)。将脂肪分布在数个层次和平面，以避免结块和其他不良反应。

脂肪移植的并发症包括瘢痕、感染、持久性脂肪结节、轮廓不规则[17]。最严重的罕见并发症是脂肪栓塞和失明，这可能发生在医源性血管内注射的情况下。危险区域在眶周血管丛，主要是眶上、滑车上和眶下血管。

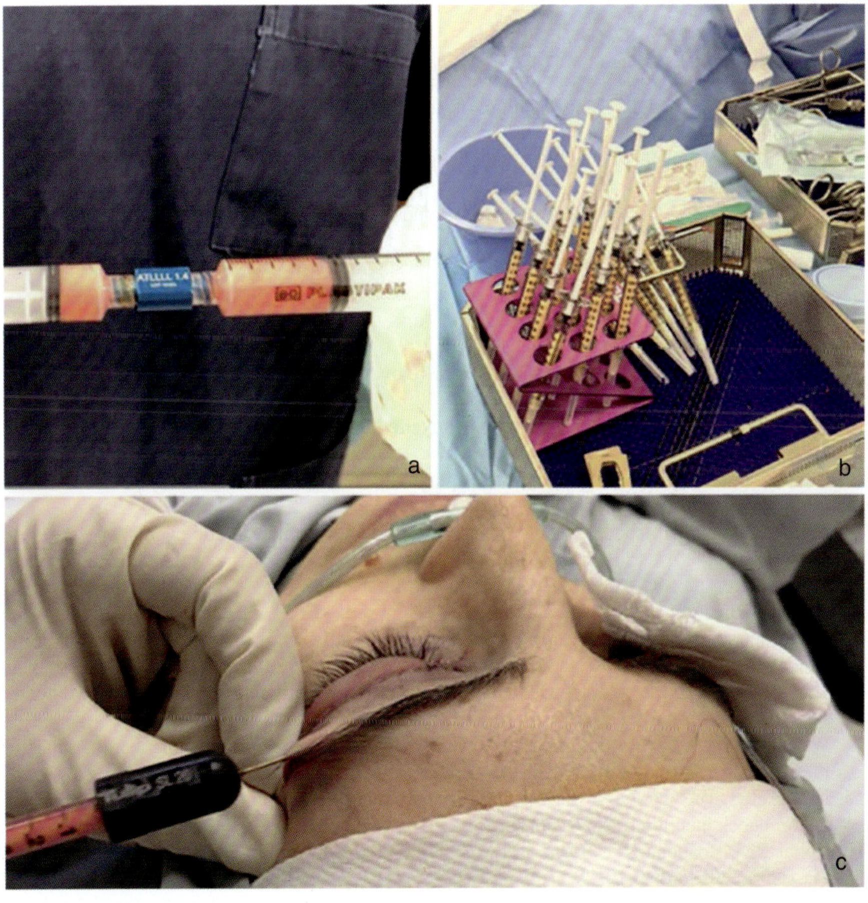

图 8.5　(a)通过连接两个注射器的 1.4mm 筛网将采集的脂肪加工成微脂肪。(b)将加工过的脂肪转移到 1mL 注射器中，以允许分次注射。(c)使用 20G 套管多次将脂肪注射到眉毛脂肪垫(眼轮匝肌后脂肪)中。

总结

眶周手术需要整形外科、眼科和皮肤科等多种学科的技能和专业知识。可以肯定的是，除了更加注意细节外，还需要对复杂的眶周解剖有深刻的了解，以确保最佳的结果。

在眼整形外科医生的临床实践中，还有许多其他的手术来恢复眶周区域，这不在本章的讨论范围之内。本章阐明了最常见的眼整形手术的不同方法，对于普通患者，通常需要联合不同的手术方式。详细的术前评估和深入的讨论对于每例病例都是必要的，以确定患者期望和避免不理想的结果。

参考文献

1. Larrabee WF Jr, Sidles J, Sutton D. Facial analysis. Laryngoscope. 1988;98(11):1273–5.
2. Langsdon P, Karter N. Manipulation of the periorbital musculature. Facial Plast Surg. 2018;34(2):194–200.
3. Oh SR, et al. Analysis of eyelid fat pad changes with aging. Ophthalmic Plast Reconstr Surg. 2011;27(5):348–51.
4. Chi JJ. Periorbital surgery: forehead, brow, and midface. Facial Plast Surg Clin North Am. 2016;24(2):107–17.
5. Paul MD. The evolution of the brow lift in aesthetic plastic surgery. Plast Reconstr Surg. 2001;108(5):1409–24.
6. Perenack JD. The endoscopic brow lift. Atlas Oral Maxillofac Surg Clin North Am. 2016;24(2):165–73.
7. Fattahi T. Open brow lift surgery for facial rejuvenation. Atlas Oral Maxillofac Surg Clin North Am. 2016;24(2):161–4.
8. Massry GG. Nasal fat preservation in upper eyelid blepharoplasty. Ophthalmic Plast Reconstr Surg. 2011;27(5):352–5.
9. Alghoul M. Blepharoplasty: anatomy, planning, techniques, and safety. Aesthet Surg J. 2019;39(1):10–28.
10. Jindal K, Sarcia M, Codner MA. Functional considerations in aesthetic eyelid surgery. Plast Reconstr Surg. 2014;134(6):1154–70.
11. Codner MA, CD MC, editors. Eyelid and periorbital surgery. 2nd ed. Boca Raton, FL: CRC Press; 2016.
12. Pack S, et al. Transconjunctival lower blepharoplasty. Atlas Oral Maxillofac Surg Clin North Am. 2016;24(2):147–51.
13. Tonnard PL, Verpaele AM, Zeltzer AA. Augmentation blepharoplasty: a review of 500 consecutive patients. Aesthet Surg J. 2013;33(3):341–52.
14. Wang Q, Wang J. Fat grafting in the hollow upper eyelids and volumetric upper blepharoplasty. Plast Reconstr Surg. 2018;141(2):314e–5e.
15. Lan Z, et al. The six-step lower blepharoplasty: using fractionated fat to enhance blending of the lid-cheek junction. Plast Reconstr Surg. 2018;141(3):447e–8e.
16. Collar RM, Boahene KD, Byrne PJ. Adjunctive fat grafting to the upper lid and brow. Clin Plast Surg. 2013;40(1):191–9.
17. Demetriades NC, Madnani DD. Periorbital rejuvenation with application of fat transfer. Atlas Oral Maxillofac Surg Clin North Am. 2018;26(1):69–75.
18. Ridgway J. Master techniques in blepharoplasty and periorbital rejuvenation. Arch Facial Plast Surg. 2012;14(3):222.

第 9 章

眶周区域的药妆品

N. Kawa, H. Dabbous, R. Chalhoub, N. Soueidan

人们常说,眼睛是通向心灵的窗户,这是因为眼睛所能表达的内容是超过言语的。而当时间在身体和心灵上留下岁月的痕迹时,眼睛对自我始终保持真实……

与身体其他部位一样,眶周区域也受到身体老龄化和细胞衰老的影响。这与衰老过程中负责组织健康和更新调节的细胞机制的逐渐失效有关。同时,来自太阳的紫外线照射也会导致皮肤的光老化[1,2]。虽然这些过程都会从整体上影响面部,但由于眶周皮肤厚度较薄,该区域更容易出现衰老迹象。此外,眶周浅层血管的存在和软组织的缺乏也潜在地加快了眶周皮肤的衰老速度。

目前有多种治疗方式可以解决眶周老化的问题,从基于设备的微创手术到外科手术干预都可以作为选择[3]。但无论选择何种干预措施,预防、早期治疗和局部治疗的长期维持都对结果至关重要[4]。

虽然局部治疗在色素沉着和皮肤松弛的治疗中有重要作用,但让患者了解预期结果的范围也是必需的。随着时间的推移,患者的皮肤松弛、脂肪的减少和骨吸收可能导致眶周需要更高强度的治疗。而正确的皮肤护理方案与手术干预相互搭配能够起到更好的效果。

虽然眶周皮肤是局部干预的主要目标,但眼部周围的睫毛和眉毛也应被视为美学单元的一部分。

被称为“眼霜”的产品在市场上数不胜数,它们号称具有治疗“黑眼圈”“浮肿”和皱纹等的功效。在本章中,将重点关注药妆品中的各种物质和成分,探讨这些物质是否可以单独或与其他治疗方法相结合起到实际的效用。有效的物质或成分必须能够穿透皮肤屏障在局部发挥作用,并产生可见的结果[5,6]。

初步评估

不管是局部治疗还是其他治疗，在开始治疗之前对患者的皮肤和一般健康状况进行彻底的检查都是指导治疗的关键(框 9.1)。这将使治疗医生更好地判断局部治疗是否可以满足需求或药妆品是否需要与其他疗法相结合。

皮肤及其他内科疾病可能表现为眶周皮肤色素或肤质的改变。就像过敏性皮肤炎症与特应性疾病或哮喘相关一样,干眼症患者往往会更频繁、剧烈地揉搓眶周皮肤,从而导致局部皮肤受到刺激。还应注意患者的过敏史,因为眶周皮肤较为敏感,即使是轻微的局部治疗也可能不耐受。因此,对患者基础条件的了解不仅可以指导医生选择治疗方案,还可以提示治疗的预期结果。

医生需要询问患者主要关心的问题、既往接受过的治疗及对治疗的期望。了解自己确定的治疗方案的患者依从性更高且更容易获得满意的治疗结果。此外,患者

框 9.1　局部治疗开始前对眶周区域进行初步评估

一般皮肤概况:

- Fitzpatrick 皮肤分型
- 是否存在日光损伤

眶周皮肤评估:

- 皮肤质地
- 是否存在肿胀或浮肿
- 色素沉着
- 皱纹情况

深层结构评估:

- 血管分布
- 组织损失程度
- 骨吸收程度

其他:

- 睫毛的毛发分布
- 眉毛的毛发分布

的主诉可能来自先前的治疗。例如，眼下填充剂的表面注射可能会由于丁达尔效应产生蓝色变色。

防晒

日晒导致了与皱纹、胶原蛋白降解、干燥和色素改变有关的外在老化。紫外线 A 和 B 是这一过程中的主要元凶。每天和重复涂抹防晒霜有助于减轻日光损伤(表 9.1)。最近的研究表明，眼睑和眶周区域在防晒过程中受到了不同程度的忽视[7]。医生应进一步向患者强调防晒时覆盖整体皮肤的重要性。

化学防晒剂和物理防晒剂只要超过 30 倍的防晒系数并且每隔几个小时重复涂抹都是有效的。后者的刺激性更小，可能更适合敏感的眶周皮肤(框 9.2)[8]。

许多化妆品品牌都推出了含有防晒成分的产品，但它们可能缺乏足够的功效。另外，有色防晒霜可能是更好的选择。

维甲类

这些维生素 A 衍生物长期以来被认为可以通过延缓内在和外在的老化过程对皮肤年轻化起到积极作用。维甲类药物已被证明在治疗皮肤的不规则色素沉着及减少细纹和皱纹方面具有良好的临床疗效。肤色变化在机制上与酪氨酸酶的活性相关，该酶负责催化多巴胺转化为黑色素，并对黑素小体的转运产生下游效应。由于该过程的同时发生了 Ⅰ 型前胶原的表达增加且胶原酶的活性降低，导致了真皮胶原的合成增加，患者的肤质也会发生变化[9]。此外，还能观察到角质层透明质酸的沉积和致密化以及表皮黏蛋白增加[10]。

维甲类既可制成处方制剂，如他扎罗汀和维 A 酸，也可用于非处方药，如视黄醇和视黄醛。虽然前者更有效且能达到更高的局部浓度，但后者在保留临床疗效的

表 9.1　防晒霜及其特性

产品	功效	作用机制
防晒霜		
化学防晒霜	• 预防光损伤	将紫外线辐射转化成热量
物理防晒霜	• 预防与能量基础治疗相关的炎症后色素变化	通过反射和吸收的方法分散入射辐射

表 9.2 防晒霜中常见的成分

常见的化学防晒剂有：

- 氧化锌*
- 二氧化钛*
- 氧化铁
- 高岭土
- 鱼石脂

常见的物理防晒剂有：

- 氧苯酮
- 阿佛苯宗
- 二苯甲酮
- 甲基水杨醇
- 辛酸酯
- 氰双苯丙烯酸辛酯(遮光剂)
- 甲基水杨醇
- 辛酸酯
- 邻氨基苯甲酸甲酯
- 甲氧基肉桂酸辛酯

*目前 FDA 最新修订版标注为“一般视为安全有效”。
迄今为止其他成分安全性数据不足

同时更加温和。

尽管这类产品具有良好的临床疗效，但它们也可能导致皮肤干燥和红斑[11]。这对于敏感的眶周区域是一个特别值得关注的问题。在与眼睛直接接触的情况下还有可能发生结膜刺激。因此，在治疗眶周区域时，最好使用效力较低或含有润肤剂的制剂。逐渐增加使用的剂量和频率也有助于避免药物的皮肤刺激性。另外，治疗期间的防晒也至关重要。

抗氧化剂

健康的皮肤具有通过抗氧化防御系统修复受损细胞的内在能力[12]。这包括清除和酶促反应过程，以消除积累的活性氧(ROS)。ROS 可诱导皮肤细胞 DNA、脂质和蛋白质的畸形,使皮肤松弛、变色,并具有致癌潜力。抗氧化剂具有提高最小红斑剂量(MED),即诱导皮肤产生红斑所需的最小紫外线剂量的能力。因此,抗氧化剂能够减少细胞损伤,防止晒伤、肤色不均和皱纹的形成(表 9.2)。

维生素 C 是一种水溶性抗氧化剂,临床疗效已得到证实。它除了在胶原蛋白合成过程中发挥作用外,还具有抗炎和减光作用[13,14]。由于其亲水的性质,需要更高的浓度才能达到足够的效果。脂溶性制剂如抗坏血酸十四烷基酯等具有提高渗透能力的作用。

维生素 E 是一种脂溶性抗氧化剂,在减少红斑和皱纹形成方面具有相似的能力[15]。其主要作用部位是角质层脂质双分子层和细胞膜。它还被发现可以控制皮肤癌的发展。α-生育酚是主要的活性异构体。该物质对某些人群可能有轻微刺激性。

阿魏酸和根皮素是具有光保护作用的植物源抗氧化剂[16]。维生素 C 和维生素 E 与之结合能增强稳定性,进而加强光保护和维生素渗透作用。考虑到维生素 C 和维

表 9.2 抗氧化性能

抗氧化剂		
维生素 C(L-抗坏血酸)	• 防止晒伤 • 减少皱纹形成 • 肤色提亮	• 电子供体中和剂 • 抑制自由基 • 抑制 NF-κβ 通路 • 抑制酪氨酸酶 • 抑制酶促胶原蛋白降解
维生素 E(生育酚、生育三烯醇)	• 防止晒伤 • 减少皱纹形成 • 预防皮肤癌	• 通过金属蛋白酶抑制弹性蛋白的降解
阿魏酸	• 增强对维生素 C 和维生素 E 的光保护作用 • 肤色提亮	• 预防胸腺嘧啶二聚体的产生 • 预防角质形成细胞的凋亡
根皮素		• 预防脂质过氧化 • 抑制金属蛋白酶和弹性蛋白酶 • 抑制酪氨酸酶
维生素 B_3(烟酰胺)	• 减少色素沉着 • 减少皱纹形成 • 增强皮肤屏障特性	• 酶辅助因子 • 抑制黑素小体从黑素细胞转移到角质形成细胞 • 促进角质层中的脂质和蛋白质的积累

生素 E 暴露在空气中容易被氧化，这些物质组合应用可能更合适。

维生素 B_3 是一种强效的辅酶因子，具有抗氧化特性且易于被皮肤吸收。且其稳定的性质使其很容易被选择用于局部治疗。除能减少皱纹产生和防止肤色不均的功能外，维生素 B_3 还能通过减少表皮的水分流失来增强皮肤的屏障能力。

α-羟基酸(AHA)

这组羧酸包括乳酸、乙醇酸、扁桃酸、柠檬酸、酒石酸、苹果酸和二苯乙醇酸。它们通常被称为果酸。AHA 被添加到许多护肤品中，包括化学剥脱剂。AHA 可以通过促进角质层和颗粒层交界处角化细胞的分离导致表皮厚度显著增加，糖胺聚糖和胶原蛋白的合成也增加[6,10]。这种化学剥脱作用对于角质沉积的光老化皮肤是有用的。

胶原蛋白增强产品

在年轻的皮肤中，胶原蛋白的产生能够补充其分解，从而使皮肤支架保持原形。随着时间的推移，这个过程减慢，导致皮肤的松弛和皱纹的形成。

通过局部治疗上调胶原蛋白的合成或下调胶原蛋白的降解有助于促进皮肤年轻化。

局部肽已被列入抗衰老治疗的药物中。他们被认为是通过多种机制发挥作用的，包括信号级联、载体肽作用、酶抑制和神经递质抑制作用等[17]。在体外和体内的研究中，胶原片段和前体已经显示出潜在的抗衰老作用。其对金属蛋白酶的抑制作用也有报道。前胶原蛋白产品导致成纤维细胞培养物中细胞外基质蛋白产量增加。这些作用促进着皮肤的重塑。神经递质抑制肽如精氨酸也可以以类似于注射神经调节剂的方式作用，减少皱纹的产生。专门针对眶周区域的临床试验已经启动并显示出积极的结果，然而对重复和长期结果的观察也是很有必要的[18]。

细胞因子和生长因子能够促进真皮成纤维细胞的增殖和组织修复。它们在稳定皮肤-表皮连接处、增加真皮厚度和胶原蛋白生成方面的作用已得到充分证实。因此，含有生长因子的产品可能在改善肤质、色素不均和皱纹等方面有良好作用。其中包括转化生长因子(TGF)、血管内皮生长因子(VEGF)、生长因子、肝细胞生长因子、粒细胞集落刺激因子、白细胞介素、表皮生长因子、血小板衍生生长因子(PDGF)、成纤维细胞生长因子(FGF)和胰岛素样生长因子。这些细胞因子可以是人源、动物源或植物来源。尽管这些分子较大，但临床研究显示他们对于面部皮肤尤其是眶周区域的修护起着积极作用[19,20]。组织学数据证实了日常长期局部治疗相关的临床发现。定期修订的文献显示，这些因子尤其是 VEGF 理论上增加了皮肤癌的生长或发展潜能。

亮肤剂

眶周的常见问题还有色素过度沉着。虽然此问题的病因不在本章讨论范围内，但本章将回顾一些可用的局部去色素方案[21]。应注意先确定色素沉着的主要病因后进行治疗。这些药物的作用机制主要依赖于对酪氨酸酶的抑制。氢醌是一种非常有效和受欢迎的美白剂，可用于眼周区域。虽然这是一种有效的治疗方法，但其可能产生急性皮肤刺激，若长期使用可引起更严重的色素沉着，如炎症后色素沉着过度、外源性赭曲霉病或白斑病。熊果苷是一种依赖同剂量酪氨酸酶作用的植物提取物。3%浓度的熊果苷可用于治疗黄褐斑，也可用于治疗眼周色素沉着。曲酸是一种真菌衍生物，当与氢醌联合治疗色素沉着过度时表现出增强氢醌的作用。但仍需要进一步的研究来评估其在眶周区域作用的有效性。氮杂丙烯酸也是一个安全性较好的选择[22]。这种药物通过干扰黑色素细胞的 DNA 合成来发挥作用。它更常用于面部一般的色素沉着，但在眼周区域也具有应用潜力。

补水产品

透明质酸(HA)是一种糖胺聚糖，其保湿性能使其成为非处方抗衰老产品的流行成分。尽管已知 HA 在皮肤中起着重要的水合作用，但是其局部应用价值还不确定。HA 的大分子量会阻止它穿透皮肤屏障。然而，有文献记录了局部应用低分子量 HA 可减轻皱纹的一些证据[23]。类似的，神经酰胺作为角质层内的脂质界面可以减少表皮的水分流失。因此，它们经常被掺入眼霜中以达到补水的功效。

生发产品

虽然眼周年轻化的重点是皮肤状态，但长而密的睫毛也有助于年轻和美丽的外观。比马前列素是一种合成的前列腺素类似物，最初用于治疗青光眼。将其每天局部应用于睫毛线可以显著增密和延长睫毛。3%浓度的比马列前素是唯一获得 FDA 批准的促进睫毛生长的治疗产品[24]。虽然确切的作用机制尚不清楚，但比马前列素被认为能够增加毛发生长初期的睫毛毛囊比例及该阶段的持续时间。除了其适应证以外，比马前列素在眉毛上的使用也很常见，因为许多临床研究发现它是治疗眉毛稀疏症的一种有效且安全的方法[25]。该产品通常被认为对眼睛几乎没有刺激性副作用。但由于有相关的虹膜色素改变的病例报告，医师应告知患者使用比马前列素会有潜在的发生永久性棕色虹膜色素沉着的风险。

草药、植物提取物和其他化合物

在用于眼周年轻化的市售产品中有多种化合物很常见。虽然这些药物中有许多是反复出现的成分，但是它们的临床疗效还没有被证实。下文将简要讨论这些产品，但对这些产品的可取之处尚不清楚。绿茶的有效成分是具有光保护作用的强效抗氧化剂。表儿茶素-3-没食子酸酯和表没食子儿茶素-3-没食子酸酯已经被证明有紫外线保护作用，能够下调有害的 NF-κβ 的表达和胶原蛋白的酶降解[26]。α-红没药醇是一种在洋甘菊和大豆中发现的化合物，具有一定的抗氧化和抗炎作用。甘草根提取物除具有一定的抗氧化活性外还具有美白功能。但所有这些化合物需要进一步的临床研究才能确定其功效[6]。同样的，咖啡因也表现出一定的抗炎作用。尽管如此，已经有研究发现它可以减少体外培养的成纤维细胞中胶原蛋白的合成，使其成为年轻化治疗的潜在不利成分。棕榈酸肽(棕榈酰四肽-7，棕榈酰寡肽，棕榈酰三肽- 5)也参与了一些可能改善皮肤修复功能的真皮细胞机制。它们也被添加到一些产品中，但其在眶周年轻化中的作用尚不清楚[5]。

组合治疗的作用

虽然局部治疗可能是眶周年轻化的优秀疗法，但除此之外仍存在很多其他的有效的治疗选择。一个基础的局部治疗方案可以为进一步的侵入性手术做准备，成功的组合治疗可以获得最佳的结果[27]。虽然缺乏临床研究，但有发现表明，将维 A 酸类药物与某些非剥脱性激光手术相结合，可以使皮肤更早地恢复和再上皮化，且更好和更持久的结果[28]。这个过程包括使用外用药物强化的预处理阶段和一个较少的激光治疗后处理阶段。化学去皮是一种常见的面部年轻化程序。AHA 和类维生素的辅助预处理可以在术前减薄角质层，使剥脱术到达皮肤的更深处。当与氢醌等局部漂白剂结合时，化学去皮还可以使局部漂白剂更深入地渗透，从而更好地达到提亮效果。在手术后，通常推荐使用局部保湿剂，如上述的 HA 和神经酰胺，以辅助伤口护理。

总结

有了大量的产品和治疗方法，医生可以为他们的患者提供多种治疗选择。虽然其中许多产品具有良好的临床疗效，但需要强调的是，并非所有的产品都适合所有的患者，也不是所有的产品都有相同的效用。由于患者体质与期望不同，即使是最好的产品也可能达不到预期的效果。临床判断和整体的方法结合才能指导医生给每一个患者最好的治疗结果。

参考文献

1. Datta S, et al. Mechanisms of photoaging and chronological skin aging. Arch Dermatol. 2004;138(11):1462–70.
2. Makrantonaki E, Zouboulis CC. Clinical aspects and molecular diagnostics of skin aging. Clin Dermatol. 2011;29(1):3–14.
3. Shokri T, Lighthall JG. Periorbital rejuvenation. Oper Tech Otolayngol Head Neck Surg. 2018;29(4):243–51.
4. Glaser DA, Kurta A. Periorbital rejuvenation overview of nonsurgical treatment options. Facial Plast Surg Clin North Am. 2016;24(2):145–52.
5. Bucay VW, Day D. Adjunctive skin care of the brow and periorbital region. Clin Plast Surg. 2013;40(1):225–36.
6. Pilkington S, Belden S, Miller RA. The tricky tear trough: a review of topical cosmeceuticals for. J Clin Aesthet Dermatol. 2015;8(9):39–47.
7. Pratt H, et al. UV imaging reveals facial areas that are prone to skin cancer are disproportionately missed during sunscreen application. PLoS One. 2017;12(10):e0185297.
8. FDA advances new proposed regulation to make sure that sunscreens are safe and effective. FDA News Release; 2019.
9. Fisher GJ, et al. Molecular basis of sun-induced premature skin aging and retinoid antagonism. Nature. 1996;379(6563):335–9.
10. Manaloto RMP, Alster TS. Periorbital rejuvenation: a review of dermatologic treatments. Dermatol Surg. 1999;25(1):1–9.
11. Fluhr J, Vienne M, Lauze C, Dupuy P, Gehring W, Gloor M. Tolerance profile of retinol, retinaldehyde and retinoic acid under maximized and long-term clinical conditions. Dermatology. 1999;199(Suppl 1):57–60.
12. Polefka R, Meyer T, Agin T, Bianchini P. Cutaneous oxidative stress. J Cosmet Dermatol. 2012;11(1):55–64.
13. Al-Niaimi F, Chiang NYZ. Topical vitamin C and the skin: mechanisms of action and clinical applications. J Clin Aesthet Dermatol. 2017;10(7):7–10.
14. Telang PS. Vitamin C in dermatology. Indian Dermatol. 2013;4(2):143–6.
15. Keen MA, Hassan I. Vitamin E in dermatology. Indian Dermatol. 2016;7(4):311–5.
16. Murray JC, Burch JA, Streilein RD, Iannacchione MA, Hall RP, Pinnell SR. A topical antioxidant solution containing vitamins C and E with ferulic acid protects human skin from sunlight damage and DNA mutations associated with skin cancer. J Am Acad Dermatol. 2008;59(3):428–5.
17. Schagen S. Topical peptide treatments with effective anti-aging results. Cosmetics. 2017;4(2):16.
18. Wang Y, Wang M, Xiao S, Pan P, Li P, Huo J. The anti-wrinkle efficacy of argireline, a synthetic hexapeptide, in Chinese subjects. Am J Clin Dermatol. 2013;14(2):147–53.
19. Sundaram H, Gold M, Waldorf H, Lupo M, Nguyen V, Karnik J. Pilot, multicenter, open-label evaluation of safety, tolerability and efficacy of a novel, topical multipotent growth factor for-

mulation for the periorbital region. J Drugs Dermatol. 2015;14(12):1410–7.
20. Fitzpatrick RE, Rostan EF. Reversal of photodamage with topical growth factors: a pilot study. J Cosmet Laser Ther. 2003;5(1):25–34.
21. Sarkar R, Ranjan R, Garg S, Garg VK, Sonthalia S, Bansal S. Periorbital hyperpigmentation: a comprehensive review. J Clin Aesthet Dermatol. 2016;9(1):49–55.
22. Sarkar R, Bhalla M, Kanwar A. A comparative study of 20% azelaic acid cream monotherapy versus a sequential therapy in the treatment of melasma in dark-skinned patients. Dermatology. 2002;205:249–54.
23. Jegasothy SM, Zabolotniaia V, Bielfeldt S. Efficacy of a new topical nano-hyaluronic acid in humans. J Clin Aesthet Dermatol. 2014;7(3):27–9.
24. Jones D. Enhanced eyelashes: prescription and over-the-counter options. Aesthet Plast Surg. 2011;35(1):116–21.
25. Carruthers J, et al. Bimatoprost 0.03% for the treatment of eyebrow hypotrichosis. Dermatol Surg. 2016;42(5):608–17.
26. Elmets C, Singh D, Tubesing K, Matsui M, Katiyar S, Mukhtar H. Cutaneous photoprotection from ultraviolet injury by green tea polyphenols. J Am Acad Dermatol. 2001;44(3):425–32.
27. Wisniewski J, Ellis D, Lupo M. Facial rejuvenation: combining cosmeceuticals with cosmetic procedures. Cutis. 2014;94(3):122–6.
28. Rokhsar CK, Lee S, Fitzpatrick RE. Review of photorejuvenation: devices, cosmeceuticals, or both? Dermatol Surg. 2005;31(9 Pt 2):1166–78.

第 10 章

来自编者的提示

Ashraf Badawi

• 眼周区域年轻化的需求越来越普遍，有 80%的人际交往中存在眼神接触，因此眼周区域对决定人们在社交中的形象起到很重要的作用。

• 在熟悉待治疗区域的解剖之前，医生不应该对患者进行任何操作。

• 眼眶和眶周组织和皮肤的结构会随着年龄的增长而变化，这是在眶周区域治疗时必须考虑的。

• 年轻化是指结构和功能的恢复；这应该是最终目标，而不仅仅是一个快速修复或暂时的美容改善，却没有结构上的改善。

• 由于老化是一个动态的过程，因此年轻化治疗也要是一个动态的、持续的、有计划的过程。

• 洛匹定(阿可乐定 0.5%)滴眼液(一种 α2 肾上腺素能激动剂，可使睑板肌迅速收缩，使上睑抬高 1~3mm)是已知的唯一治疗注射肉毒素后上眼睑下垂的方法。如果它不起作用也请放心，这种情况将在几个月内逐渐改善。

• 睫状体水肿是泪槽区填充的并发症，这种现象并不少见，可能是由注射过浅或填充物过多导致淋巴引流不畅区域的淋巴管阻塞所致。溶解注入的填充物是缓解这一症状的最好选择。

• 眼周黑眼圈并非仅由色素沉着引起。在许多情况下，黑眼圈是由色素沉着以外的其他问题引起的，如皮肤松弛和皱纹影响了光反射或眶下区的静脉所致。此外，在开始所有的局部治疗之前，应对患者的身体进行检查，需要排除因贫血、慢性疲劳、失眠、食欲缺乏、特应性反应或激素紊乱等原因引起的黑眼圈。

• 眼整形手术能够立即改善眼周肤色，但对皮肤结构的影响很小，这与基于能量的设备和激光器相反，这些治疗方法可能需要更多的时间和治疗次数才能看到明显的结果,但它们改善了皮肤的结构。

• 在当前的快节奏生活中,人们都想要尽可能短的恢复时间,这是注射治疗的优势,它可能是世界上最流行的非手术美容方法。但人们也对自然的外观要求越来越高,这需要操作的医生有经验、才能、对解剖结构和生理学的正确理解,以及熟悉激光和能量设备的不同技术,正确地使用这些设备不仅能获得良好的年轻化效果,还能有较短的恢复时间和自然的外观。

• 联合治疗总是最好的。在治疗中首先考虑的问题应是改善皮肤结构和功能,如有需要,下一步可使用来自体外的材料。

• 如果患者使用含有视黄醇的护肤品,应从较短的应用时间开始,每周逐渐增加,以避免皮肤刺激和脱皮。在眼周区域应用时需注意避免其进入眼内。

索 引